JN003972

管理栄養士が伝える

長生き食事術

人生100年時代の「新・栄養学」入門

麻生れいみ

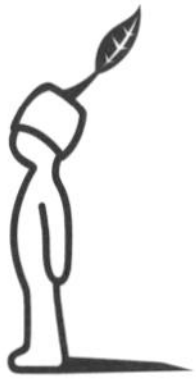

光文社新書

はじめに

あなたはいまから半年後、自分が何をしているかが想像できますか？

たとえそれが難しくても、確かなことが一つだけあります。半年後のカラダは、今日まであなたが食べてきたもので作られているのです。

明日の健康を手に入れたい。未来の病気のリスクを減らしたい。そう思うなら、真っ先に食事の内容を見直してみるべき。食事こそが健康なカラダの土台を作っているからです。

健康のためにカラダを動かすことも重要ですが、運動を続けるのは容易ではありません。運動が続けられたとしても、週２～３回が平均的なペースでしょう。

その点、食事は誰でも１日３回は食べています。頑張って週２～３回の運動に励むより、日々３回食べている食事を変える方が健康へのインパクトは遥かに大きいのです。食生活を変えるのに、特別な道具は要《い》りません。運動のようにウエアやシューズを揃えたりしなくても、食事は思い立ったが吉日で今日からプラスに変えられるのです。

食事の何をどう変えたらいいのか。それを本書で詳しくお伝えしたいと思います。

超高齢化が進んだ日本では、人生１００年時代を迎えています。１９６３年には１００歳以上の人は１５３人でした。それが現在では７万人を超えているのです。

かつて企業の定年は55歳でした。いまでは65歳定年制も増えています。さらに政府は働く意欲のある高齢者が70歳まで働ける環境作りを急いでいます。将来的には「定年」という概念がなくなり、生涯現役で働き続ける社会がやって来るかもしれません。

高齢になっても働いて稼ぎ続けることができたら、暮らしはラクになります。働いて社会の役に立ち、人々との絆が感じられると、生きる意欲も湧いてきます。

生涯現役で楽しく働き続けるためには、まさに「カラダが資本」。健康で動けるカラダでないと、働きたいと願っても働けません。人生１００年時代こそ、改めて食事に目を向けて健康なカラダを手に入れるべきです。

かつての日本では、足りないカロリーと栄養素をいかに補うかが大きな課題でした。その課題に立ち向かってきたのは、私たちのような管理栄養士です。

それから時代は移り変わり、カロリー過多で肥満が増えているのに、食事のバランスが乱れて足りない栄養素が増えています。

なかでも問題なのは、ご飯やパンや砂糖などの糖質が過多なこと。悪いアブラの摂取が増えていること、たんぱく質、ビタミン、ミネラルの不足も見逃せません。

その一因は現代人の食生活に欠かせないファストフード、加工食品、お菓子などに、糖質過多でカロリーはあるのに、たんぱく質、ビタミン、ミネラルといった摂《と》りたい栄養素がほとんどない（エンプティ）という「エンプティカロリー」が多いからです。フライドポテト、カップ麺、菓子パン、ポテトチップスなどがその代表です。

私はこれまで６０００人以上の方々のダイエット指導を担当してきました。その多くの方々が「エンプティカロリー」の罠にハマっていました。

コンビニに入っても、何も考えないで目についた菓子パンやカップ麺をとりあえずカゴに入れる人が多いのです。ことに働き盛り世代は仕事などで忙しく、食事や栄養についてじっくり考える余裕がないのでしょう。

食べたものが健康の土台であるという当たり前の事実を忘れてしまい、食事がただお腹を満たすためのものになってしまうと、健康を害するリスクが高まります。

日本人の死因の1位はがん、2位は心臓病、4位は脳卒中。その背景にはいずれも食生活の乱れがあります。この他、肥満、糖尿病、認知症、アルツハイマー病といった生活習慣病の背後にも、間違った食事があるのです。

ことに注意したいのは、糖質過多による「血糖値スパイク」。血糖値スパイクとは、本来なら安定しているべき血糖値が乱高下する現象です。

糖質をセーブして血糖値スパイクを抑えるだけでも、体調は良くなりますし、死を招く怖い病気のリスクは大幅に減らせます。

そのために必要なのが、糖質制限（糖質オフ）。そこで本書は、血糖値スパイクを避けるための糖質制限を軸に話を進めていきます。

これから紹介する糖質制限は、私自身が実践している方法であり、働き盛り世代の食事指導の現場で活用して確実な効果を上げているものです。

健康作りは資産運用に似ています。短期的な変化に一喜一憂するのではなく、長期的な視点を持っておくべきです。

日々の食事という小さな積み重ねが、長い目で見ると健康の礎を作ってくれます。そのためのヒントが本書で一つでも提供できたら、著者として望外の喜びです。

【注意点】

・糖質制限は、成長期の子どもと妊娠中の方にはお勧めできません。
・健康診断で「要再検査」の項目がある方は、医師に相談してから始めてください。
・糖尿病の治療中で、インスリン注射をしている方、血糖降下剤を服用している方が厳しい糖質制限をすると、低血糖に陥って危険です。必ず主治医に相談して取り組んでください。
・腎機能障害、肝硬変の持病がある方も、必ず主治医に相談して取り組んでください。

管理栄養士が伝える

長生き食事術　目次

はじめに　3

第1章　5年後、10年後の健康のベースを作る……15

血糖値スパイクとは？／そもそも糖質とは何か／「糖質ゼロ」と「糖類ゼロ」の違い／通常の健康診断ではわからない／血糖値を上げるのは糖質のみ／「歳を取ったら粗食」？／人工甘味料とは何か／異性化糖にも注意／糖質は必須の栄養素ではない／「脳は糖質しかエネルギー源にできない」は俗説／糖質制限は19世紀にすでに行われていた／「糖質依存症」「砂糖依存症」に陥っていませんか？／「高血糖の記憶」は簡単に消せない

第2章　食事の基本……45

3つのステップで食事の柱を作る「ステップ1　導入期／ステップ2　減量期／ステップ3　維持期」／「GI」が高い糖質ほ

ど……／選びたいのは「ＧＩ」よりも「ＧＬ」／お寿司、カレー、ラーメンはどうする？／ステップ２で挫折しそうになってもステップ３を挟む／理想の体重／体重計、体組成計の小さな変化に一喜一憂しない／制限するのは糖質のみ／糖質とカロリーを同時に減らすと危険／１日３食が基本／ピラミッド型から逆ピラミッド型へ／食べ順は「ベジファースト」→「ミートファースト」→「ソイファースト」→「カーボラスト」／１日４００ｇの野菜、キノコ類、海藻類を摂る／第７の栄養素・フィトケミカルの摂取

第３章　たんぱく質と脂質との付き合い方……87

まず、たんぱく質／「フレイル」の恐怖／１日に必要なたんぱく質の量／たんぱく質は肉類と魚介類をメインに、偏りなく／脂質で大切なのは「質」／増やすべき良いアブラ／減らすべき悪いアブラ／飽和脂肪酸とオリーブオイルは安全なアブラ／コレステロ

ール神話にダマされるな

第4章　シーン別・食事マネジメント術……111

コンビニでの食事の組み立て方／ファミレスでは、ハンバーグではなくステーキを「①セットメニューより単品をチョイス／②ハンバーグよりもステーキを選ぶ／③Lサイズのボリュームサラダをプラスする／④ドリンクバーは「カーボラスト」「3倍希釈の法則」を守る」／和定食店ではご飯を断る／ファストフード店でも糖質オフは行える／ハンバーガーチェーン店での狙い目／牛丼チェーン店で選ぶべきもの／お酒との上手な付き合い方／居酒屋でお酒を楽しみながら糖質オフ／「マイ間食」を用意しよう／超・カンタン自炊術／フライパンと土鍋を上手に使う／自然災害に備えてストックしておきたいもの／他にも用意したいもの

第5章　糖質過多が万病を招く……145
肥満についての誤解／危険なタイプの肥満／糖質過多から起こる病気①：糖尿病とその合併症／「シ・メ・ジ」「エ・ノ・キ」とは？／糖質過多から起こる病気②：がん／糖質過多から起こる病気③：認知症／糖質過多から起こる病気④：歯周病

第6章　新・栄養ピラミッド……167
「新・栄養ピラミッド」とは／ピラミッドの土台──→毎日必ず摂るべきグループ［グループ1　肉類、魚介類、卵、大豆・大豆食品／グループ2　野菜（根菜を除く）、海藻類、キノコ類、果物／グループ3　オメガ3脂肪酸、中鎖脂肪酸］／ピラミッドの中段──→たくさん食べないように注意するグループ［グループ4　ナッツ類、オメガ9脂肪酸／グループ5　イモ類、根菜類／グループ6　牛乳・乳製品］／ピラミッドの頂点──→なるべく避けるグループ［グループ7　穀物、オメガ6脂肪酸］／ピラミッドの外──→避けるグループ［グループ8　お菓子、清涼飲料水、砂糖］／もっとも注目すべきビタミン、ビタミンＤ／がんとビタミンＤ不足／ビタミンＤが不足する理由／骨太の人生のために増やすもの／牡蠣、レバー、牛肉……亜鉛の摂取を増やす／ケトン体がカラダを内側から変える／「腸の時代」──腸内環境が健康を左右する／食物繊維で免疫を適正化／食事と運動をセットで考える／１日８０００歩、そのうち速歩を20分

あとがき　203

第1章

5年後、10年後の健康のベースを作る

血糖値スパイクとは？

食後に眠気を感じたり、集中力の低下やイライラに悩まされていたり、食事をしたばかりなのにお腹が空いたり……。

こうした自覚症状があるなら、危険な血糖値スパイクが起きている恐れがあります。

血糖値スパイクは、人生１００年時代を笑顔で健康に生き抜くために、もっとも避けたい危ない現象です。

血糖値スパイクとは、食後に血糖値が高くなりすぎる食後高血糖と、その後に血糖値が下がりすぎる低血糖を繰り返すもの。ジェットコースターのように血糖値が乱高下をすると、血管にダメージが及んでしまいます。このダメージを「糖化」と呼びます。

「人は血管とともに老いる」という有名な言葉があります。血管は全身の細胞に血液と栄養素を届けている大事なインフラです。

地震や水害で電気、ガス、水道といったインフラがダメになると、暮らしが成り立たなくなるように、血管がダメージを受けると全身に悪影響が及び、老化が進んでしまいます。

しかも傷んだ血管は、ガス管や水道管のように取り替えるわけにはいかないのです。

　血糖値スパイクを起こす要因はただ一つ。糖質の摂りすぎ、糖質過多です。

　日本人は1日に摂っているカロリーの半分を糖質から摂っています。糖質は、ご飯、パン、麺類といった主食、イモ類、果物、お菓子、砂糖のような甘味料などに含まれます。平均的な日本人は1食で80g以上、1日２４０g以上の糖質を摂っているのです。

　摂った糖質は小腸で速やかに吸収されます。糖質は体内では基本的にブドウ糖（グルコース）としてやり取りされており、血中にブドウ糖が増えてきます。血中のブドウ糖を血糖、１００㎖（1㎗）当たりの血糖を血糖値といいます。

　糖質を摂ると血糖値は速やかに上がります。血糖は細胞の基本的なエネルギー。血糖値が上がると、すい臓からインスリンというホルモンが分泌されます。インスリンは細胞に血糖を取り込ませて血糖値を下げる働きがあります。

　これは正常な働きですが、糖質を一度にたくさん摂りすぎると、食後一時的に血糖値が高くなりすぎる食後高血糖が起こります。

　食後高血糖が生じると、インスリンが出すぎてしまいます。その結果、血糖値が下がりすぎる低血糖が起こります。食後に眠気が出たり、イライラしたり、お腹が空いたりするのは、食後高血糖のあとに低血糖が起こっているサインです。

こうして1日3食のたびに、食後高血糖と低血糖を繰り返すのが、血糖値スパイク。血糖値の変化をグラフにすると、棘《とげ》（スパイク）のように鋭い形を描くことから、血糖値スパイクと呼ばれています。

そもそも糖質とは何か

そもそも糖質とは何かを改めて振りかえってみましょう（図1）。

糖質は、脂質、たんぱく質とともに3大栄養素の一角を占めています。3大栄養素とは、カラダのエネルギー源となる栄養素です。

炭水化物と糖質はよく混同されます。正しくは炭水化物＝糖質＋食物繊維。炭水化物、脂質、たんぱく質を3大栄養素と呼ぶこともありますが、食物繊維は一部が腸管に潜む腸内細菌に利用されるだけでほとんどカロリーにはなりません。

食品のパッケージに記された栄養成分表示に「炭水化物」と「食物繊維」が別々に表示

図1　炭水化物、糖質、糖類の違い

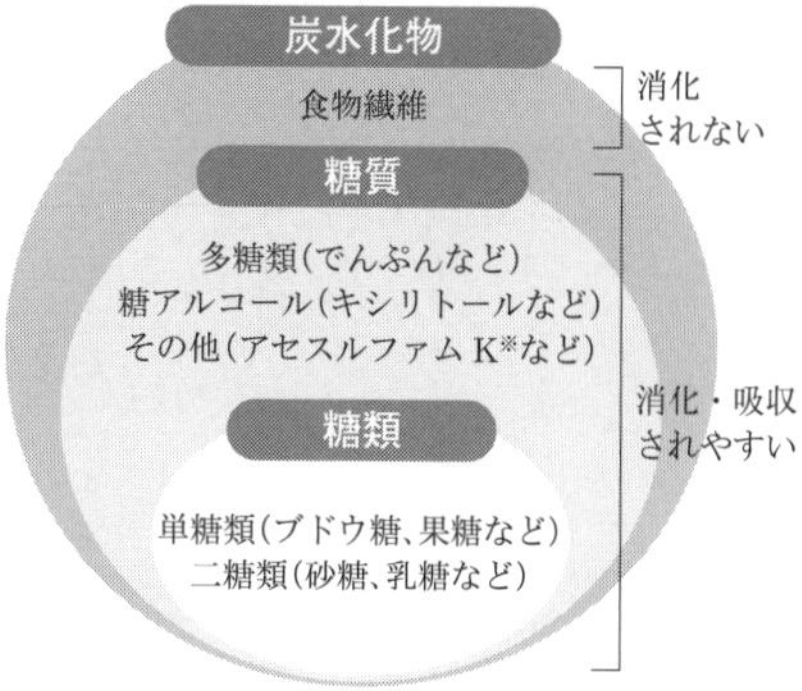

※非糖質系の甘味料。栄養成分表示上は食物繊維ではない炭水化物に分類される。

されている場合、「炭水化物－（マイナス）食物繊維」と逆算すると糖質の含有量が割り出せます。

糖質と聞くと、とっさに砂糖などの甘いものを想像します。砂糖を含む甘い洋菓子や和菓子、アイスクリームなどは糖質の固まりですが、日本人がもっとも多く摂っている糖質は、実は甘くないでんぷんです。

でんぷんの供給源になっているのは、穀類。ご飯、パン、麺類、シリアルなどの主食です。日本人は1日の総カロリーの約4割を穀類から得ています。

穀類以外では、ジャガイモやサツマイモ、里芋や山芋といったイモ類にも、でんぷんが多く入っています。せんべいやポテトチップスのように甘くないお菓子にも、でんぷんとして糖質が入っています。

　穀類は口にした瞬間は砂糖のように甘くはありませんが、含まれているでんぷんを噛んでいるうちにだんだん甘くなってきます。咀嚼《そしゃく》すると分泌量が増えてくる唾液に含まれる酵素（アミラーゼ）が、でんぷんを分解して甘みの強い糖質（麦芽糖）に変えるからです。サツマイモを焼いた焼きイモが甘いのは、サツマイモに含まれるβ－アミラーゼが加熱によって働きやすくなり、でんぷんを分解して麦芽糖に変えるからなのです。

　甘いもの、穀類、イモ類以外にも、糖質は含まれています。

　ヘルシーなイメージが強い野菜と果物にも糖質は入っています。

　野菜で糖質が多いのは、レンコンやゴボウといった根菜、カボチャ、トウモロコシ（正確には穀類）など。これらの野菜に含まれている糖質の多くは、でんぷん。レンコンやカボチャを水から煮るのは、でんぷんの性質上、ゆっくり火を入れた方が型くずれしにくいからです。

　果物で糖質が多いのは、バナナ、ネーブル、リンゴ、桃など。果物に含まれている糖質はでんぷんではなく、果糖やブドウ糖など。シロップ漬けにしたフルーツ缶詰だと、シロップからも糖質を摂ることになるので、より糖質過多に陥りやすくなります。

果物は品種改良を重ねるごとに甘くなり、血糖値スパイクの一因になりつつあります。わかりやすい例がイチゴ。私が子どもの頃のイチゴは酸っぱくて砂糖や練乳をかけて食べていたものです。いまのイチゴは甘くてそれだけで美味しく食べられます。

「糖質ゼロ」と「糖類ゼロ」の違い

糖質を深掘りすると、「単糖類」「二糖類」「三糖類以上の多糖類」に分けられます。

単糖類は、これ以上分解できない糖質の最小単位。ブドウ糖、果糖、ガラクトースなどがあります。

二糖類は、単糖類が２つ合体したもの。砂糖のおもな成分であるショ糖はブドウ糖＋果糖、牛乳に含まれている乳糖はブドウ糖＋ガラクトースがそれぞれ合体したもの。麦芽糖はブドウ糖が２個くっついた二糖類です。

三糖類以上の多糖類は、単糖類がたくさん集まったもの。その代表が、でんぷんです。

でんぷんは、ブドウ糖を数千から数万個も連ねた作りをしています。この他にも、オリゴ糖、デキストリンなどが多糖類に入ります。

糖質過多の害が広く知られるようになり、糖質をゼロにした糖質ゼロ、糖質を減らした糖質オフの食品を数多く見かけるようになりました。

さらに「糖類ゼロ」「糖類オフ」をうたった食品も増えてきました。漢字一文字だけの違いでとても紛らわしいのですが、糖質と糖類は違います。

糖類とは、糖質のうちの単糖類と二糖類のこと。「糖類ゼロ」には上記以外の糖質、たとえばでんぷんのような三糖類以上の多糖類が含まれている可能性があります。

糖質ゼロ、糖類ゼロというのは、食品の栄養成分表示のルールによるもの。１００ｇ（液体の場合は１００㎖）当たり、０・５ｇ未満であれば、糖質も糖類もゼロと表示できます。同じく糖質オフ、糖類オフというのは、１００ｇ（液体の場合は１００㎖）当たり、比較する他の食品よりも２・５ｇ以上少ないことが求められます。

通常の健康診断ではわからない

話を血糖値スパイクに戻します。

血糖値スパイクが恐ろしいのは、通常の健康診断ではわからないということ。これを私は「隠れ血糖値スパイク」と呼んでいます。

健康診断で測る血糖値は次の２つです。正常値を確認しましょう。

①空腹時血糖値：正常値は１１０㎎／dℓ未満（１００～１０９㎎／dℓは正常高値で要注意域）

②ヘモグロビンＡ１ｃ値：正常値は４・６～６・２％

空腹時血糖値とは、10時間以上食事をしていない空腹のときに測った血糖値。

ヘモグロビンＡ１ｃは、赤血球内で酸素を運んでいるヘモグロビンに、糖質がどれくらいくっついているかを示したもの。

赤血球の寿命は３か月ほどであり、ヘモグロビンＡ１ｃは過去１～２か月の血糖値の平均値を示します。ヘモグロビンＡ１ｃが６・２％というのは、ヘモグロビン全体の６・２％に糖質がくっついているという意味です。

では、空腹時血糖やヘモグロビンＡ１ｃの値が正常にもかかわらず、なぜ隠れ血糖値スパイクが起こっている心配があるのでしょうか。

鍵を握っているのは、食後高血糖。食後高血糖が起こっているかどうかは、空腹時血糖値でもヘモグロビンＡ１ｃ値でもわからないのです。

食後高血糖が起こり、その反動で低血糖が生じた場合、10時間以上食事をしていないと、空腹時血糖値は見かけ上、正常と判定される可能性があります。

食後高血糖と低血糖を繰り返していると、過去１～２か月間の血糖値の平均を示すヘモグロビンＡ１ｃ値も見かけ上、正常と判定されるケースもあり得ます。

実際、ある医療機関の人間ドックでは、空腹時血糖もヘモグロビンＡ１ｃも正常なのに、隠れ血糖値スパイクが起こっている人が40%以上になっていたそうです。

血糖値スパイクという言葉を世間に広げたのは、２０１６年に放送された『ＮＨＫスペシャル〝血糖値スパイク〟が危ない～見えた！　糖尿病・心筋梗塞の新対策～』というテレビ番組です。この番組でも、健康診断では正常とされた働き盛り世代65人のうち、約３割にあたる20人に血糖値スパイクが起きていました。

眠気や集中力の低下といった自覚症状以外で、血糖値スパイクが起こっているかどうかが正確に知りたいなら、医療機関で「75ｇ経口ブドウ糖負荷試験（75ｇＯＧＴＴ）」というテストを受けてください。

この試験では、10時間以上絶食したのち、血糖値を測り、75ｇのブドウ糖ジュースを一気に飲みます。その後30分、１時間、２時間後に血糖値とインスリン分泌量をチェック。それにより、食後高血糖とその後の低血糖が起こっていないかがわかるのです。

医学的にみると、空腹時の血糖値が70㎎／dℓを下回ったら、低血糖。食後60分以内の血糖値が１４０㎎／dℓを超えたら食後高血糖、２時間後の値が２００㎎／dℓを超えると糖尿病です。

最近では、食前・食後・空腹時を含めて、１日における血糖値の変化を調べる「持続グルコース測定（ＣＧＭ）」も登場しています。これでも隠れ血糖値スパイクは暴けます。

ＣＧＭは、上腕やお腹などに小型のセンサーを付け、24時間ずっと血糖値の変化を追跡。

結果をスマートフォンなどに送ります。CGMが直接測っているのは、血糖値と近い変化をする体液（間質液）中の糖質の濃度です。

血糖値を上げるのは糖質のみ

血糖値スパイクを避けるために、まず大切な事実を確認しておきましょう。血糖値を上げるのは糖質のみだという事実です。

たとえカロリーが高くても、糖質の含有量が少なければ、血糖値は上がりません。前述のように食べてカロリーになるのは、糖質、脂質、たんぱく質という3大栄養素。このうち血糖値を上げるのは糖質のみ。脂質やたんぱく質は血糖値を上げないのです。

血糖値を気にしている働き盛り世代には、カロリーを気にしている人が少なくありません。「太りたくないのでランチは軽くそばにしています」とおっしゃる方もいます。でも、そばには糖質が大量に含まれますから、血糖値スパイクが生じる恐れがあります。

わかりやすく、そばとサーロインステーキを例に取りましょう（表1）。

カロリーばかり気にしすぎると、サーロインステーキよりも断然低カロリーなざるそば

表1　そば vs サーロインステーキ

ざるそば（1人前）：糖質量60g、330㎉
サーロインステーキ（和牛120g）：糖質量0.5g、600㎉

を選びたくなります。しかし、血糖値スパイクの予防という観点からすると、ざるそばより、サーロインステーキを選ぶべきなのです。

ざるそばは、たとえ低カロリーでも糖質量が多いので、血糖値スパイクを引き起こしやすいメニューです。

サーロインステーキは、脂質が多くてカロリーは高いのですが、糖質をほとんど含んでいないため、血糖値スパイクが起こる恐れはありません。

「歳を取ったら粗食」？

歳《とし》を重ねると、運動量がだんだん落ちて、それにつれて食べる量も徐々に減ってきます。消化と吸収の能力も加齢で少しずつダウンしますから、食べる量が少し減ってくるのは自然な流れでしょう。

でも、「歳を取ったら粗食がいい」と必要以上に食べる量を減らしたり、栄養値を落としたりするのは大間違い。歳を取ると血糖値のコントロールが難しくなり、粗食だと血糖値スパイクを起こしやすいからです。

歳を取ると血糖値のコントロールが難しくなるのは、内臓が老化するため。

血糖値を下げてくれるホルモンは、体内ではインスリンのみ。このインスリンを分泌するすい臓の細胞は数グラムしかありません。

糖質過多の食生活を続けると、1日3回大量のインスリンを分泌する必要があります。それを長年続けていると、インスリンを分泌する細胞が疲れてしまい、インスリンの分泌能力がちょっとずつ下がってきます。自己再生能力を持つ肝臓の細胞と違い、すい臓の細胞は再生しません。

血糖値を下げられるのはインスリンだけですから、その分泌が減ると血糖値のコントロールが難しくなり、血糖値スパイクが起こりやすくなります。

加齢で血糖値コントロールが難しくなっているのに、「歳を取ったら粗食がいい」という思い込みで粗食にすると、より一層血糖値スパイクが起こりやすくなります。

粗食の典型は、和食なら白いご飯＋味噌汁＋漬け物といった一汁一菜。洋食なら食パンにハーブティー、もしくはシリアルにヨーグルトといった感じでしょうか。

こうした粗食は脂質やたんぱく質が少なく、体内への吸収が速い糖質が多く含まれているため、食後高血糖が生じやすくなります。脂質やたんぱく質は、消化吸収をゆっくり進めて血糖値の急な上昇を抑えてくれるのです。

たとえば、白いご飯とチャーハン、食パンとピザトーストを比べると、カロリーは白いご飯＜チャーハン、食パン＜ピザトーストですが、食後高血糖が起こりやすいのは、白いご飯や食パンなのです。

人工甘味料とは何か

血糖値スパイクの恐怖が知られるようになると、血糖値を上げにくい糖質ゼロや糖質オフの食品が増えてきました。

その多くは、砂糖などの甘味料の代わりに人工甘味料を使っています。糖質制限では人工甘味料と上手に付き合うことが求められるのです。

人工甘味料とは一体何でしょう。

人工甘味料は、合成甘味料と糖アルコールに分けられます。

合成甘味料は、食品中には存在しない甘味成分を合成したもの。サッカリン、スクラロース、アスパルテーム、アセスルファムＫ（カリウム）、ネオテーム、アドバンテームなどがあります。

これらは少量でも甘味を感じやすいため、糖質オフの食品に用いられます。たとえば、アスパルテームは同じ量の砂糖（ショ糖）の約２００倍、アセスルファムＫも同じく砂糖の約２００倍も甘く感じられるとされます。

合成甘味料は血糖値を上げにくいのですが、日本でもアメリカでも「これ以上摂ってはいけない」という総量規制が行われています。

糖アルコールは、アルコール基を持つ糖質で、天然にも存在する甘味料。キシリトール、ソルビトール、エリスリトール、マルチトール、ラクチトールなどがあります。キシリトールは野菜や果物など、ソルビトールはプルーン、ナシ、リンゴなど、エリスリトールは果実、花の蜜などに含まれています。マルチトールは麦芽糖、ラクチトールは乳糖を原料としています。

糖アルコールは体内に吸収されにくく、血糖値も上げにくいのが特徴。過剰に摂るとお腹が緩くなり、下痢をする恐れがあります。こちらも摂りすぎに気をつけましょう。

こうしてみると合成甘味料も糖アルコールも、血糖値を上げないからといって無制限に摂っていいものではないとわかります。

血糖値を上げなくても、甘味に反応してインスリンが分泌されるので、毎日のように摂っているとすい臓の疲弊にもつながります。

調理などでどうしても人工甘味料を使いたいなら、唯一お薦めできるのは糖アルコールの一種であるエリスリトールです。

エリスリトールは血糖値を上昇させませんし、カロリーもゼロ。甘みは砂糖の70〜80％ほどです。さらに他の糖アルコールと違って体内に吸収されるため、摂取しても下痢などのトラブルを起こすリスクがほとんどありません。

異性化糖にも注意

人工甘味料以上に要注意なのは、異性化糖（ハイフルクトース・コーンシロップ）。砂糖の代わりにお菓子や清涼飲料水に添加されているケースが多く見受けられます。

異性化糖は、トウモロコシを酵素で処理すると砂糖より安価に作ることができます。日本では砂糖の輸入量は年々右肩下がりで減っていますが、相反するように異性化糖の輸入量は増え続けています。

異性化糖が危険なのは吸収が速くて血糖値スパイクを起こしやすいうえに、果糖を大量に含んでいるから。小腸から吸収された果糖は肝臓でその多くが体脂肪に変えられます。

肝臓に体脂肪が溜まりすぎると、脂肪肝になりやすくなります。脂肪肝は大酒飲みの病気というイメージが強いのですが、近年ではアルコール飲料を飲まないのに、脂肪肝を招く病気が増えています。それが「非アルコール性脂肪性肝炎（ＮＡＳＨ）」というもの。一因には異性化糖による果糖の摂りすぎがあるようです。

お菓子や清涼飲料水のパッケージの栄養成分表示には、異性化糖という表示はありません。果糖ブドウ糖液糖、ブドウ糖果糖液糖という表示を見かけたら、異性化糖が入っていると思って警戒してください。

糖質は必須の栄養素ではない

すでに触れたように日本人は摂取カロリーの半分ほどを糖質から摂っています。それを減らすと何かマイナスの作用が出るのではないか。そう心配する人もいるでしょう。

こうした心配は杞憂。糖質は必須の栄養素ではないからです。

栄養素とは、体内で必要量を作り出せないため、食事から取り入れるべきもの。糖質、脂質、たんぱく質の3大栄養素のうち、脂質とたんぱく質は、体内で作り出せないものがあります。脂質には必須脂肪酸、たんぱく質を作るアミノ酸には必須アミノ酸があり、どちらも日々の食事から摂る他ないのです。

それに対して糖質は、体内で必要量が作り出せます。

これが「糖新生」と呼ばれる仕組み。

糖新生とは、脂質に由来するグリセロール、たんぱく質に由来するアミノ酸など、糖質以外の物質から、新たに糖質を作り出す反応。肝臓と腎臓で日常的に行われています。

血糖はすべての細胞のエネルギー源となるため、血糖値はある一定ゾーン内に収まるように調整されています。

血糖値が下がり始めると、すい臓から分泌されるグルカゴンというホルモンなどの働きによって、肝臓に蓄えているグリコーゲンという糖質を分解して血糖に変えます。

加えて糖新生が促されて血糖として放出されます。こうして空腹時の血糖値は一定ゾーン内に収まっています。

それを崩してしまうのが、糖質過多の食事による血糖値スパイク。血糖値が上がるとグルカゴンは出なくなり、グリコーゲンの分解や糖新生は即座にストップします。

「脳は糖質しかエネルギー源にできない」は俗説

血糖はすべての細胞のエネルギー源となりますが、ほとんどの細胞は血糖しかエネルギーにできないわけではありません。

糖質制限へのよくある批判に「脳は糖質しかエネルギー源にできないから、低血糖になって頭が働かなくなる」というものがあります。この批判には２つの誤りがあります。

ひとつ目の誤りは、前述のように血糖値を一定ゾーン内に収める仕組みがある事実を無視していること。このメカニズムが正しく働いている限り、低血糖になる心配はありません。むしろ低血糖になりやすいのは、糖質過多で血糖値が急上昇したあと、反動で下がる血糖値スパイクが起こるときです。

ふたつ目の誤りは、脳のエネルギーは糖質だけではないことを見逃している点です。脳を作っている神経細胞は、血糖が大好物。疲れているときに甘いものを一口食べるとホッとすることからもそれはわかります。けれど、神経細胞は血糖以外にも、脂質に由来する脂肪酸やケトン体という物質をエネルギーにできます。

脳につながる血管には、「血液脳関門」という関所のような場所があります。大事な脳に有害なものが入らないように守っているのです。

血糖はもちろん脂肪酸もケトン体も血液脳関門を素通りできます。そして血糖が足りなくなった場合には、脂肪酸やケトン体が脳のエネルギーとなってくれるのです。ケトン体については188ページで改めて解説します。

ちょっと計算をしてみましょう。

脳はつねに活発に活動しており、私たちが消費している1日の総カロリーの20％を使っているとされています。

日本人の平均的な消費カロリーは1日2000㎉ほどですから、その20％というと脳だけで400㎉を使っている計算です。

糖質は１ｇ４㎉ですから、４００㎉を糖質のみでカバーするには、１００ｇの糖質が求められます。

それに対して糖新生では１時間に平均すると６ｇの糖質が生み出せます。１日１４０ｇ以上ですから、仮に脳が糖質しかエネルギーにしないとしても、糖新生のみでフルにカバーできるのです。

血糖しかエネルギーにできない代表的な細胞は、血中で酸素を運んでいる赤血球。脂肪酸やケトン体をエネルギーにするには、細胞内にミトコンドリアという器官が必要ですが、赤血球はミトコンドリアを持たないため、糖質しかエネルギーにできません。

全身の赤血球が消費する糖質は１時間当たり２ｇ。１日24時間トータルで48ｇです。脂肪酸やケトン体以外に脳が消費する血糖（平均１時間当たり４ｇとされています）を加味しても、糖新生のみで血糖の必要量は確保できる計算です。

糖質制限は19世紀にすでに行われていた

糖質制限と聞くと、最近ブームになったぽっと出の怪し気な食事法だと信じている方が少なくありません。しかし欧米諸国では、19世紀にはすでに効果的なダイエット法として人気を集めていたという経緯があります。歴史は案外長いのです。

糖質制限が生まれたのはイギリス。イギリスは世界でもっとも早く近代化が進んだ豊かな国であり、豊かさの半面、肥満に悩む人が大勢いました。

その一人が、イギリスの首都ロンドンで葬儀屋を営んでいたウィリアム・バンティングさん（1796～1878年）という紳士です。

長年肥満に悩まされてきたバンティングさんは、方々の専門家に助言を求めました。悩んでいたバンティングさんに救いの手を差し伸べたのは、ウィリアム・ハーベイという耳鼻科医。彼は隣国フランスの著名な生理学者の講演を聴いたことがきっかけとなり、独自に糖質制限を考案していたのです。

初めハーベイ医師に「運動しなさい」とアドバイスされた彼は、ロンドン市内を流れるテムズ川で毎朝2時間ボートを漕ぐ運動を始めます。きっと真面目な性格だったのでしょう。しかし、ボートを2時間も漕ぐとお腹がペコペコになり、食欲が湧いて食べすぎてしまい、逆に体重が増えてしまいました。

そこでハーベイ医師は「砂糖、パン、牛乳、ジャガイモ、ビールなどの糖質を抜きなさい」と改めて提案。まさに糖質制限です。真面目なバンティングさんはハーベイ医師のアドバイスを実践した結果、１年間で20kgもの減量に成功しました。

こんな効果的な方法を自分だけが独占するのは良くない。世間に広げよう。そう考えたバンティングさん（ホントに真面目だったんですね）は、『市民に宛てた、肥満についての書簡（Letter on Corpulence, Addressed to the Public）』という冊子を自費出版します。１８６３年のことです。１８６３年というと日本は江戸時代、アメリカは南北戦争の最中でした。

この本は肥満に悩む人たちの間で必読書となり、英語からドイツ語やフランス語に翻訳されて欧米諸国に広がりました。

いまでも英語で「ダイエットする」ことを「バンティング」ともいいます。これはバンティングさんにちなんでいるのです。

ちなみに、インスリンを発見して１９２３年にノーベル医学・生理学賞を受けたカナダ人医師のフレデリック・バンティング氏は、バンティングさんと遠い血縁関係にあるそうです。なんだか不思議な縁ですね。

「糖質依存症」「砂糖依存症」に陥っていませんか？

糖質制限が続かない人は、ひょっとすると「糖質依存症」または「砂糖依存症」に陥っている可能性があります。

甘いものを食べるとホッとするのは、脳内でドーパミン、セロトニン、β－エンドルフィンといった神経伝達物質が出ているから。快感や幸せ感をもたらす物質です。

現代は飽食の時代ですが、人類の長い歴史はほとんどが飢餓との戦いです。現在でも飢餓に苦しむ人は全世界で8億人にも達しています。砂糖などの糖質は素早くエネルギーになってくれるため、その摂取は快感や幸せ感をもたらすのでしょう。

脳は快感や幸せ感といった報酬が得られると、それを「もっと欲しい！」と強く求めるようになります。快楽をもたらす物質への依存の始まりです。砂糖などの甘味料はアルコールと同じくらい依存性が高いとされます。

間食には必ず甘いものを食べないと気が済まない、甘いものを我慢するとイライラする、イライラしても甘いものを食べると一瞬で消える……。そうした自覚症状があるなら、糖質依存症や砂糖依存症の恐れがあります。

糖質制限を成功させるには、糖質依存症や砂糖依存症から抜け出す必要があります。糖質を適切に摂取しながら、血糖値スパイクを抑えて血糖値を安定させると、メンタルも安定して依存から抜け出しやすくなります。

「高血糖の記憶」は簡単に消せない

糖質制限はいつ始めてもOKですが、できるだけ早いタイミングで試した方が健康維持には有効です。なぜなら糖質過多は、体内に記憶されており、糖質制限を始めても、過去の記憶は簡単には消せないからです。これを「高血糖の記憶」と呼びます。

「高血糖の記憶」の存在を示唆したのは、「DCCT」というアメリカでの大規模臨床試験です。

このDCCTでは、糖尿病（1型糖尿病。154ページ参照）の患者を、厳格な血糖コントロールを行った「強化型治療群」と、血糖の管理が不十分な「従来型治療群」に分けて平均6・5年観察しました。

すると「強化型治療群」の方が血糖コントロールは良くなり、糖尿病に伴う合併症のリスクも低く抑えられました。

その後「従来型治療群」も「強化型治療」に切り替えて、「強化型治療群」はそのまま続けてさらに平均11年間追跡しました。すると両群の血糖コントロールはほぼ同レベルに落ち着いたのに、心筋梗塞、脳梗塞、心血管疾患による死亡リスクは、ずっと「強化型治療」を行った群の方が６割も低かったのです。

ＤＣＣＴとそのフォローアップ研究の結果は、「従来型治療群」では、過去の高血糖の記憶の悪影響で死亡リスクが下がらなかったと解釈されています。

高血糖の記憶との関わりが疑われているのが、「ＡＧＥｓ（エージス）」という物質。ＡＧＥｓは日本語で「終末糖化産物」。糖質と体内のアミノ酸が合体して体温で温められた結果として生じます。加熱で生じるご飯のおこげ、トーストしたパンなどの茶色い部分にもＡＧＥｓが含まれています。

ご飯のおこげ、トーストしたパンは美味しいものですが、血糖値スパイクでＡＧＥｓが体内で生じると大変です。

ＡＧＥｓは糖化で血管などカラダを作るたんぱく質を変性させる他、細胞や遺伝子を攻撃する「酸化」を起こす活性酸素を放出。糖化と酸化のダブルパンチでカラダを内側からじわじわと蝕み続けます。

果糖は糖質のなかでも糖化を起こしやすく、砂糖の何倍も超悪玉のＡＧＥｓを作りやすいという困った性質があります。果糖の多くが肝臓で脂肪になるのは、ＡＧＥｓを作りやすい果糖が体内で暴れないように、肝臓に押し留めようとする防衛反応なのかもしれません。

ＡＧＥｓは一度生じるとなかなか排泄されません。

このため過去の血糖値スパイクで生まれたＡＧＥｓは、その後もずっと糖化と酸化による悪影響を与え続けるのです。

高血糖の記憶は、禁煙しても健康リスクが下がるまでにある程度の時間差が見受けられる現象とよく似ています。

長年喫煙してきた人が一念発起して禁煙に踏み切ると、数日後には味覚が良くなる、歩くのがラクになるといったご利益が得られます。しかし肺機能が回復するには1年、肺がんのリスクが低下するまでには５年以上、その他さまざまな病気のリスクが非喫煙者と同じレベルに近づくまでには10～15年を要するとされています。

これまでの食事が糖質過多だと気づいたら、今日から糖質制限で血糖値スパイクを避ける努力を始めてください。それが５年後、10年後の健康のベースを作ってくれるのです。

第２章
食事の基本

３つのステップで食事の柱を作る

生涯現役でいるための食事の柱となるのは、糖質量のコントロールです。先述のように日本人は平均すると１日２４０ｇの糖質を摂っています。これを減らしていくのです。コツは３つのステップに分けて行うこと。それは「導入期」――→「減量期」――→「維持期」という次の３つのステップです。

ステップ１　導入期（糖質を極力ゼロに近づける）まずは１週間、いけそうなら、さらに１週間

ステップ２　減量期（糖質１食当たり20ｇ以下、１日60ｇ以下）～３か月間

ステップ３　維持期（糖質１食当たり20～40ｇ＋間食10ｇ以下、１日70～１３０ｇ以下）

ステップ１　導入期

導入期では、主食、甘いお菓子、甘い果物、イモ類といった糖質を極力断ってください。

ご飯もパンも食べないなんて無理……。初めはそう思い込んでいても、期間限定ですからやってみると案外簡単に糖質は断てます。

私のクライアントにも、「始める前は私には絶対できないと思っていたけれど、〝案ずるより産むが易し〟で結構できちゃうものですね」と明るい笑顔でおっしゃる方が大勢いらっしゃいます。

たった2週間で、人生100年時代を元気に生き抜く食生活の扉が開けるわけですから、スタートダッシュを決めてください。

糖質制限には、緩やかに始める方法もありますが、私はあえていきなり糖質を極力ゼロにするように指導しています。それには次のような理由があります。

ダイエットのような食事改善は、初めのうちほどモチベーション（やる気）が高いもの。しかしながら食事改善は魔法ではありませんから、効果が出るまでに少し時間がかかります。「ローマは一日にしてならず」というように、食事を変えても1日や2日で目に見える変化が出るものではありません。

この〝時差〟に気づかないと、「頑張っているのにまったく効果がない！」と誤解して、食事改善を諦めてドロップアウトする恐れがあります。

ですから、あえて緩やかに糖質制限を始めるのではなく、初めにガツンと糖質を断ってもらいます。それによって血糖値スパイクが避けられて、血糖値が安定してくると、食後の眠気やイライラもなくなり、頭がクリアになります。疲れも抜けやすく、朝からアクティブに動けるようになってきます。

減量効果も抜群。糖質を断つと、代わりにエネルギー源として体脂肪が使われるようになります。それにより、贅肉がみるみる落ちてきます。

むくみも解消します。むくみとは、体内に余分な水分が溜まった状態。糖質を1gためておくのに3倍の3gの水が必要です。糖質を断つと、体内にためられていたグリコーゲンという糖質が動員されるようになります。そこで糖質とくっついていた水が外れて体外に排出されるため、むくみが解消されるのです。

こうしたよい変化が感じられるので、「これからも頑張って糖質オフを続けよう」という前向きな気分になり、ドロップアウトのリスクが避けられます。

糖質を断とうとしても、野菜や大豆などにも糖質は含まれていますから、最低限の糖質は入ってきます。そしてすでに触れたように、糖質を摂らないと頭が回らないというのは俗説。糖質を減らしても、頭もカラダもちゃんと働きます。

大事なのは、カロリーを必要以上に減らさないこと。糖質を減らした分、肉や魚などからのたんぱく質と脂質の摂取を増やし、ビタミンやミネラルや食物繊維が豊富な野菜、海藻類、キノコ類をたっぷり食べるようにしてください。

「糖質を摂らないと頭がぼーっとする」「糖質を減らすと力が出ない」とおっしゃる方もいますが、それは糖質と一緒にカロリーまで減らしているケースが大半です。

では、一体どのくらいのカロリーを摂ればいいのか。その点に関しては後ほど詳しく解説しましょう。

ステップ２　減量期

ステップ１は効果的ですが、糖質を断ち続けるのは大変。それ以上に頑張りすぎるとストレスになり、スタートダッシュで飛ばしすぎたマラソンランナーが後半失速するように、糖質オフの食生活の波に乗り切れない恐れがあります。

そこでステップ１は長くても２週間で終了。ステップ２の減量期へ移行します。

ステップ２では、糖質の摂取を１食20ｇ以下、３食で１日60ｇ以下にします。３食以外の間食はしないようにしてください。

糖質20ｇは、できるだけご飯やパンなどの主食から。ステップ１から引き続き、それ以外の甘いお菓子、甘い果物、イモ類などの糖質はカットしてください。20ｇの糖質量の目安は次の通りです。


【主食の糖質20ｇの目安】
・ご飯（精白米）　55ｇ（お茶碗に３分の１強）
・食パン　45ｇ（８枚切り１枚）
・フランスパン　37ｇ（長さ５㎝）
・パスタ（茹で）　75ｇ（１皿の３分の１弱）
・うどん（茹で）　１００ｇ（１人前の２分の１弱）
・そば（茹で）　80ｇ（１人前の３分の１）

・中華麺（蒸し）　55ｇ（1人前の5分の2弱）

糖質を1食当たり20ｇ以下に抑えると、血糖値スパイクはほとんど起こりません。体脂肪がメインのエネルギーとして使われるので、導入期に続いて体重と体脂肪率が右肩下がりで減っていきます。嬉しい変化を目《ま》の当たりにできるのですから、糖質オフも楽しく続けられるでしょう。

必要な栄養とカロリーを補うために、ここでも糖質を減らした分、肉や魚などからのたんぱく質と脂質の摂取を増やして、野菜、海藻類、キノコ類を過不足なく食べるようにしてください。

ステップ3　維持期

ステップ2の3か月間で、多くの方はその人にとっての理想的な体重（理想体重、標準体重）に落ち着いてきます。それ以降は維持期に入ります。

維持期では1食当たり20～40ｇの糖質を摂ります。間食も糖質10ｇ以下なら食べても

ＯＫ。糖質の摂取は１日70〜１３０ｇとなります。

これは、北里大学北里研究所病院の山田悟先生らが提唱している、緩やかな糖質制限である「ロカボ」の基準と同じ。世界的にも、糖質の摂取を１日１３０ｇ以下に抑えることが、糖質制限のグローバルスタンダードになっています。

維持期の糖質量であれば、無理なく続けられます。まさに一生モノの食事法です。

糖質摂取の主体は、あくまでご飯、パン、麺類といった主食。それ以外の甘い果物は少量ならデザート代わりに食べても大丈夫。甘いお菓子も、間食として１日１回10ｇ以下なら食べてもＯＫです。イモ類も主食の量に合わせて調節してください。

仮に主食から30ｇ、それ以外から10ｇの糖質を摂るとするなら、次の量が目安です。


【主食の糖質30ｇの目安】
・ご飯（精白米） 82ｇ（子ども用お茶碗１杯弱）
・食パン 67ｇ（６枚切り１枚強）
・フランスパン 55ｇ（長さ８㎝弱）

・パスタ（茹で）　１１２ｇ（１皿の２分の１強）
・うどん（茹で）　１５０ｇ（１人前の３分の２弱）
・そば（茹で）　１２０ｇ（１人前の２分の１）
・中華麺（蒸し）　82ｇ（１人前の２分の１強）

【それ以外の糖質10ｇの目安】
・ジャガイモ　中２分の１個
・サツマイモ　中６分の１本
・イチゴ　９個
・バナナ　２分の１本
・キウイフルーツ　１個
・アーモンドチョコレート　４個
・チーズケーキ　３分の１個
・カステラ　３分の１切れ

「ＧＩ」が高い糖質ほど……

糖質制限では糖質の量だけではなく質にもこだわるべき。同じ糖質でも体内への吸収スピードには差があるからです。

糖質の吸収スピードが速いほど、速やかに血糖に変わって血糖値を上げます。吸収スピードが遅い糖質ほど、血糖値は緩やかに上がります。血糖値スパイクを避けるために、ゆっくり吸収されて血糖値が上がりにくいものを選びましょう。

キーワードは「ＧＩ」。これは「グリセミック・インデックス」の頭文字を取ったもの。ブドウ糖を１００とした血糖値の上がりやすさを示しています。

ＧＩ研究で知られるオーストラリアのシドニー大学は、ＧＩ70以上を高ＧＩ、56～69を中ＧＩ、55以下を低ＧＩと定義しています。

ご飯やパンや麺類のような主食では、玄米や雑穀米、全粒粉パンや全粒粉パスタのように精製度が低く、茶色っぽいものを選ぶのが正解。

茶色っぽい主食には食物繊維が多く含まれており、ＧＩは低くなる傾向があります。食

表２　主食のGIを比較する

GI	GIが高い主食	GIが低い主食
特徴	・精製度が高く白っぽい ・血糖値スパイクを起こしやすい ・GI 70以上の高GI食品	・精製度が低く茶色っぽい ・血糖値スパイクを起こしにくい ・GI 55以下の低GI食品
例	白米、食パン、フランスパン、うどん	玄米、雑穀米、全粒粉パン、全粒粉パスタ

物繊維は消化も吸収もされないため、糖質の吸収を緩やかにしてくれるのです。

加えて精製度が低いと、ビタミンやミネラルといった栄養素も多く含まれています。

白米や食パン、うどんのように精製度が高く、白っぽい主食はできるだけ避けるべきです。ほぼ糖質のみで食物繊維をあまり含まないため、ＧＩは高くなる傾向があるのです。

主食のＧＩを整理すると上記のようにまとめられます（表２）。

ただし、玄米のような低ＧＩ食品でも、摂った糖質は食後２時間以内に血糖に変わって、血糖値を押し上げます。低ＧＩなら、いくら食べてもいいと油断するのは間違いです。

また、ＧＩは血糖のコントロールが正常な健康な人で測ったもの。血糖値が上がりやすい糖尿病予備群や糖尿病の人にはそのまま適用できません。

表3　GLを求める公式

GL＝［食品のGI×食品に含まれる糖質量（g)］÷100

選びたいのは「GI」よりも「GL」

糖質制限を成功させるなら、ＧＩよりも「ＧＬ」に目を向けるべきです。ＧＬは「グリセミック・ロード」の英文の頭文字を並べたもの。摂取した食品により、血糖値がどの程度上がるかを示しています。これはアメリカ・ハーバード大学公衆衛生学大学院のチームが提唱している指数です。ＧＬはＧＩから上記のような公式で求めます（表3）。

この公式からわかるのは、血糖値が上がりにくい低ＧＩ食品でも、たくさん食べるとＧＬが高くなるということ。高ＧＬだと血糖値スパイクが起こりやすくなります。ＧＬ20以上が高ＧＬ、11〜19が中ＧＬ、10以下が低ＧＬと評価されます。

血糖値が上がりやすい高ＧＩ食品でも、ごく少量ならＧＬが低く抑えられます。血糖値が上がりにくく、血糖値スパイクも起こしにくいのです。国際糖尿病連合でも「ＧＬの低い食事は食後血糖値のコントロールに有益である」としています。

低ＧＩの全粒粉パン（ＧＩ50）と、高ＧＩの白い食パン（ＧＩ90）で比べてみましょう。

いずれも８枚切り１枚だと20ｇ程度の糖質が含まれています。


全粒粉パン１枚のＧＬ＝50×20÷100＝10。低ＧＬです。

白い食パン１枚のＧＬ＝90×20÷100＝18。中ＧＬです。


同じ量で比較すると、ＧＬが高くて血糖値スパイクを起こしやすいのは白い食パンです。

では、全粒粉パンは低ＧＩだからと油断してしまい、調子に乗って８枚切りを３枚食べたとしたら、一体どうなるでしょう。３枚だと糖質量は60ｇです。

全粒粉パン３枚のＧＬ＝50×60÷100＝30。高ＧＬと評価されてしまいます。

このように糖質の摂取量と血糖値の上がり具合をチェックするには、ＧＩよりもＧＬに目を向けるべきなのです。

お寿司、カレー、ラーメンはどうする？

維持期の糖質30ｇの主食の目安を眺めていると、「この先お寿司やカレーライス、ラーメンは二度と食べられないのか」とブルーになる人も少なくないでしょう。太っている人には、ご飯や麺類が大好きな人が少なくありません。

維持期の食事は一生モノですが、かといって「この先二度とお寿司、カレー、ラーメンを食べてはダメ」なんて非情なことはいいません。食べることは人生の楽しみですから、好物を禁じられて長生きしても仕方ありません。

その代わり、お寿司、カレー、ラーメンといった糖質過多のメニューは、糖質オフに真面目に励んでいる自分自身への月１回限定（どれか一つですよ！）のご褒美メシにしてください。

ここまで糖質の摂取をコントロールできていたら、いくら好物でも月１ペースで十分満足できるようになります。

私のクライアントにも、「あれほど豚骨ラーメンが好きだったのに、半年食べなくてもまったく平気でした！」とびっくりされる方が少なくありません。

けれど、糖質過多のメニューを月1回以上食べると、糖質への〝愛〟が再燃して糖質オフ生活から脱落する危険があります。気をつけましょう。

いくらご褒美メシだからといって、お寿司を一度に2～3人前平らげたり、カツカレーを大盛りで頼んだり、ラーメンを全部入りにしたりしないように。それでは激しい血糖値スパイクが起こってしまいます。

言うまでもなく、お寿司とうどん、カレーとラーメン、ラーメンとチャーハンのような糖質の重ね取りはご褒美メシでも厳禁です。

ステップ2で挫折しそうになってもステップ3を挟む

減量期を3か月続けても、体重と体脂肪率が思ったように落ち切れなかった場合も、それ以上続けないで4か月目以降は維持期に移ってください。「体重が落ち切ってないのに、糖質を増やして平気なの？」と疑問に思うかもしれませんが、それが正しいのです。

同じ食事法を3か月ほど続けると、カラダが慣れて体重と体脂肪率の低下が目に見えない壁にぶつかったように落ちにくくなります。

縦軸に体重と体脂肪率、横軸に時間経過を取ってグラフを描くと横這いになることから、これを「プラトー期」と呼びます。プラトーとは〝高原〟という意味です。

ジムなどの有料ダイエットプランの多くが３か月を目安にしているのは、それ以上続けてもプラトー期に入って体重と体脂肪率が落ちにくくなるため。

それ以上続けると効果が頭打ちになり、利用者は「お金を出しているのに、効果がない！」と不満を訴えかねません。そこでプラトー期に入る前に、一度プランを切り替えるのです。よく考えられていますね。

糖質オフもプラトー期に入ったら、４か月以上続けるのではなく、一度ステップ３へシフトして糖質量を増やしましょう。

体重と体脂肪率が順調に落ち続けているうちは、成果が目に見えているので、少々厳しくても耐えられます。プラトー期に入ると目に見える成果が感じられなくなるので、減量期の食事を続けるとストレスが溜まってドロップアウトする恐れがあるのです。

ステップ３へシフトするのは１か月間。ステップ３の食事でも、糖質はきちんとセーブされているので、プラトー期から体重と体脂肪率がリバウンドを起こす心配はまずないでしょう。

1か月間ステップ3を試してから、ステップ2にシフトして糖質量を半分にすると、カラダには新鮮な刺激となり、プラトー期を脱してまた体重と体脂肪率が右肩下がりで落ちるようになります。理想とする体重と体脂肪率に達したら再びステップ3へシフトし、その体重と体脂肪率をキープするようにしてください。

理想の体重

理想体重という言葉を使いました。それはどう求めたらいいのでしょうか。

理想体重とは、その人がもっとも健康でいられる体重。標準体重ともいいます。

縦軸に死亡率、横軸に体重を取ってグラフ化すると、グラフは緩やかなU字型の曲線を描きます。太りすぎでも、痩せすぎでも、死亡率は上がるのです。理想体重とは、太りすぎでもない、痩せすぎでもないときの体重です。

理想体重は、身長から簡単な計算で求めることができます。その基準となるのは、ＢＭ

表４　BMIの公式

BMI＝体重（kg）÷（身長×身長）（m）

Ｉ（体格指数）。上記の公式で求めます（表４）。

ＢＭＩは、肥満の判定に国際的に使われています。肥満とは、単に体重が重たいことではなく、無駄な体脂肪が溜まりすぎた状態。体重に対する体脂肪の割合である体脂肪率を測るのは難しいため、ＢＭＩが代わりに使われているのです。なぜなら、ＢＭＩと体脂肪率には相関があり、ＢＭＩが高い人は体脂肪率が高く、ＢＭＩが低い人は体脂肪率も低いという関係があるためです。

身長１６５㎝で体重70kgなら70÷(1.65×1.65)≒25.7。日本肥満学会はＢＭＩ25以上を肥満（過体重）としていますから、肥満と判定されます。ＢＭＩ18・５未満は痩せすぎ、18・５以上25未満は普通体重です。自分のＢＭＩを計算してみましょう。

厚生労働省では年代別に目標とするＢＭＩの範囲を次のように定めています（表５）。

一般的にはこの範囲内の中央値に近いＢＭＩ22のときの体重が理想体

表５　年代別のBMIの目標値

18～49歳	18.5～24.9
50～64歳	20.0～24.9
65歳以上	21.5～24.9

重とされます。

自分の身長から理想体重を逆算するときは次の公式で求めます（表６、64ページ）。

身長１６５㎝でＢＭＩ22を目指すなら、22×1.65×1.65≒59.8㎏と計算できます。

厚生労働省の基準に従うなら、必ずしも全員がＢＭＩ22の体重を目指さなくてもＯＫ。厚生労働省が定めた目標値の範囲内で、もっとも体調が良い体重を目標に定めてください。

仮にＢＭＩ20から24の間の体重を目標にするとしましょう。

身長１６５㎝なら、ＢＭＩ20では20×1.65×1.65≒54.4㎏、ＢＭＩ24では24×1.65×1.65≒65.3㎏となります。この範囲内で体調が良く、心もカラダも元気な体重を自分の理想体重と定め、糖質量を上手にコントロールしてください。

手元に体組成計（体脂肪計）がある場合、体重と一緒に体脂肪率も測

表６　理想体重の公式

理想体重（kg）＝22×身長（m）×身長（m）

ってみましょう。

体脂肪率は、男性（40～59歳）12～22％、女性（40～59歳）22～35％が標準。男性で23％、女性で36％を超えると肥満とされます（60歳以上の高齢者では、目安がそれぞれ1～2％高くなります）。

体重と体脂肪率を同時に測っていると、体重は減っているのに、体脂肪率が逆に増えるという現象も起こり得ます。体脂肪率は、体重に占める体脂肪の割合ですから、体重が落ちると逆に体脂肪率が上がることも考えられるのです。

体重計、体組成計の小さな変化に一喜一憂しない

「はじめに」で触れたように、健康作りは資産運用と同じ長期戦。体重や体脂肪率ばかりが気になると、一日何回も体重計や体組成計に乗りたくなり、小さな変化に一喜一憂するようになります。その挙げ句、期待したほど体重や体脂肪率が落ちなくなると、やる気が落ちて、糖質オフに前向きになれな

くなります。小さな変化ではなく、1週間、1か月単位の大きな変化に目を向けるようにしてください。

体重は一日のうちでもいつ測るかで大きく変動します。便秘をしていたり、お酒の飲みすぎなどでむくんでいたりすると、本来の体重よりも1～2kgくらい多めに出てしまうこともあるのです。

体脂肪率も、体重と同じように一日のうちでも大きく変動します。たとえば、運動やお風呂などで汗をたくさんかいて脱水したり、カラダが温まって血流が良くなったりすると、正確な測定は行えません。なぜでしょうか。その秘密は、体組成計が体脂肪率を測っている仕組みに隠されています。

体組成計の多くは、測定時にカラダにごく微弱な電気を流して、その電気抵抗から体脂肪率を割り出しています。

体内では水を多く含んでいる組織ほど電気を通しやすく、電気抵抗は低めに出ます。体脂肪は「水とアブラ」で水分をほとんど含んでいませんが、筋肉や血管や臓器などは血液を多く含んでいるので水分が多くなっています。

健康な人で大きく増減するのは、体脂肪と筋肉なので（食事を変えてもそれ以外の血管や臓器の重さは大幅に減ったり、増えたりしません）、電気抵抗は体脂肪と筋肉の割合を反映していると考えられます。

電気抵抗を測ったら、メーカー各社はこれまで集めたデータを参照します。身長、年齢、性別などで整理したデータと照らし合わせて、電気抵抗に応じた体脂肪率を推定します。体重は直接測れますが、体組成計は体脂肪の重さを直接測っているわけではありませんから、体脂肪率には体重よりも誤差が出やすいのです。

体組成計の原理を踏まえると、脱水すると電気抵抗が上がって体脂肪率は高めに出やすいし、カラダが温まって血流が良くなると電気抵抗が下がって体脂肪率は低めに出やすくなります。

また食事の直後だと、消化されていないものが体脂肪としてカウントされてしまうので、体脂肪率は高めに出やすくなります。

体組成計に乗るだけで測れるタイプは便利ですが、測っているのはもっぱら下半身の抵抗のみ。体内の水分は夕方になるほど重力によって下半身に集まりやすい傾向があるため、電気を通しやすくなり、体脂肪率は低めに出やすくなります。

このことから体組成計メーカー各社は、運動や入浴後の測定を避けて、食後2時間以上経ってから排便と排尿を済ませて測るように勧めています。

細かい変化に心を乱さず、長い目で見た変化の傾向を知るためにも、体重も体脂肪率も測るタイミングを固定した方がいいでしょう。

制限するのは糖質のみ

糖質オフが続かない人の多くに、共通して見受けられる失敗があります。それは糖質のみならず、カロリーを大幅に減らしている誤りです。

カロリーを減らしすぎると、エネルギー不足で頭がフラフラしたり、疲れやすくなって力が入りにくくなったりします。

カロリーを制限すると何よりもお腹が空きます。短い間なら空腹に耐えられたとしても、その我慢は長続きしません。ずっとお腹が空いているとストレスが溜まり、いずれそれが爆発して過食に走りかねません。

表７　標準的な活動量の人の適正な１日の摂取カロリーの目安

摂取カロリー(kcal/day)＝理想体重［22×身長(m)×身長(m)］×30

糖質をオフして、その分だけたんぱく質と脂質をしっかり摂っていると、お腹が空かないので不要なストレスは溜まりません。たんぱく質と脂質を摂ると、腸管の動きを遅くしたり、食欲を抑えたりするホルモンが分泌されるからです。

カロリーは減らさず、糖質のみを減らすべき。糖質量をコントロールすれば、カロリーを減らさなくても、体重と体脂肪率はいずれ落ちてきます。

糖質オフをしてその分だけたんぱく質と脂質をきちんと摂っていると、食べすぎないので適正な摂取カロリーに落ち着いてきます。いちいち摂取カロリーを気にしなくていいのも、糖質オフの大きなメリットです。

それでも自分にとっての適正な摂取カロリーが知りたい場合、先ほど計算した理想体重で簡単に求められます。その際はＢＭＩ22のときの理想体重に、活動量に応じた体重１kg当たりの必要なエネルギー（kcal）をかけて逆算します（表７）。

身長１６５㎝なら、理想体重(22×1.65×1.65)×30≒1796kcalとなります。

表８　活動量が高めの人の適正な１日の摂取カロリーの目安

摂取カロリー(㎉/day)＝理想体重[22×身長(m)×身長(m)]×35

これは仕事や家事などで普通にカラダを動かす人の場合。活発にカラダを動かす習慣がある人は、次の式に変わります（表８）。

身長１６５㎝なら(22×1.65×1.65)×35≒2096㎉となります。

カロリーオフより糖質オフの方が痩せやすい。そのことを証明した有名な研究があります。それはイスラエルで行われた「ＤＩＲＥＣＴ研究」です（表９、70ページ）。

この研究では、イスラエル人３２２人を次の３つの群に分けて体重などの変化を２年間追跡調査しました。

①低脂肪食（カロリー制限あり：男性１８００㎉、女性１５００㎉）
②地中海食（オリーブオイル、ナッツ、魚介類、野菜を中心とした食事。カロリー制限あり：男性１８００㎉、女性１５００㎉）
③糖質制限食（開始から2か月は１日糖質量20ｇまで。それ以降は少しずつ糖質を増やして、１日糖質量１２０ｇまでに抑える。カロリー制限は行わな

表9　DIRECT研究（2008年）の2年間の体重変化のグラフ

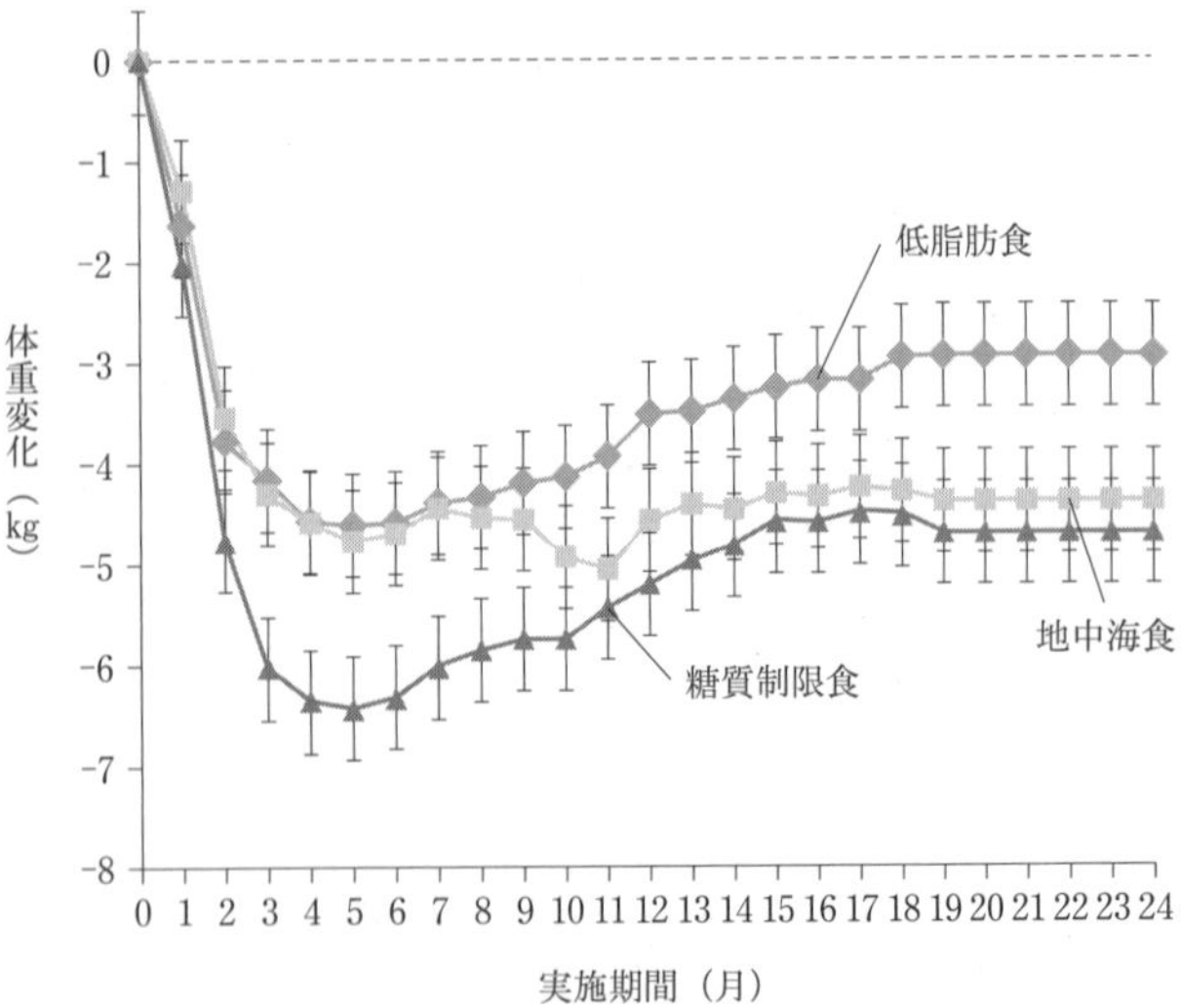

出所：N Engl J Med. 2008 Jul 17;359(3):229-41.

い）。

その結果、2年間の研究終了の時点で、体重減少は①2・9kg減、②4・4kg減、③4・7kg減であり、糖質制限食の体重減少効果がもっとも大きいとわかりました。

6年後のフォローアップ研究でも、糖質制限を守った人はリバウンドせずに痩せ続けていました。

糖質とカロリーを同時に減らすと危険

糖質と同時にカロリーを制限すると、期待とは真逆に痩せにくくなってしまい、長い目で見ると太りやすくなる恐れがあります。

なぜなら筋肉が減ってしまうからです。

糖質とカロリーを減らすと、足りないエネルギーを補うために、体脂肪が分解されて使われるようになります。体脂肪だけが消費されたら万々歳ですが、そうは問屋が卸しません。体脂肪以外に、カロリーを補うために、筋肉までも分解されてしまいます。

筋肉は、運動していないときでも活発に活動しており、おもに体温を作り出しています。私たちの体温が平熱に保たれているのは、筋肉の働きのおかげだったのです。

じっとしているときでも消費されているエネルギー代謝を、基礎代謝と呼びます。その20〜25%を占めているのは、こうした筋肉の活動です。基礎代謝は、1日に消費している総カロリーの6割を占めています。

糖質とカロリーを減らして、筋肉の分解が進むと、基礎代謝も消費カロリーもダウンします。すると全身の代謝が下がってしまい、たとえ糖質とカロリーを減らしても痩せにくくなります。

何かのきっかけで糖質とカロリーを元のレベルまで戻すと、以前よりも体重と体脂肪率が増えるリバウンドが起こります。減った筋肉は運動をしない限り、元に戻りません。糖質とカロリーを以前の水準まで戻しただけでは、筋肉は減って基礎代謝も消費カロリーも下がったままなので、エネルギー収支は黒字に傾いて太りやすいのです。

筋肉の減少の恐ろしさについては、第3章で改めて触れたいと思います。

カロリー制限で筋肉が減ると、連れ立って骨も減りやすくなります。

筋肉のなかでも減りやすいのは、骨と骨に付いて関節を動かしている骨格筋。通常、筋肉＝骨格筋です。それ以外の筋肉には、血管や内臓を作っている平滑筋、心臓を作っている心筋などがありますが、これらの筋肉が食事の内容によって減ったり、増えたりすることは通常考えられません。

骨格筋による刺激は骨を丈夫に保つために不可欠なもの。骨格筋が減ると骨への刺激も減ってしまうため、骨が減って脆《もろ》くなりやすいのです。

一日３食が基本

１日１食で痩せるというダイエット法が流行ったことがありました。餃子１００個を一度に食べられるような大食いのフードファイターでない限り、ヒトが一度に食べられる食事の量はだいたい決まってきます。１日１食だと食事のボリュームは自然に減りますから、ダイエットにはなるかもしれません。

しかし、糖質オフでは１日３食を基本としてください。なぜなら食事の回数が減るほど、血糖値スパイクが起こりやすいからです。

維持期（糖質1食当たり20〜40ｇ＋間食10ｇ以下、１日１３０ｇ以下）の食事を例に取りましょう。

１日１３０ｇ以下だからといって、１日１食で一度に糖質を摂ったら、果たしてどうなるでしょうか。糖質１３０ｇはご飯にすると丼1杯分以上なので、血糖値は急上昇します。その強烈な刺激でインスリンが過剰に出てしまい、血糖値が下がりすぎる低血糖になって、血糖値スパイクが生じます。

血糖値は、空腹時間が長くなるほど、上がりやすくなる傾向があります。１日１食だと腹ぺこなので、さらに激しい血糖値スパイクが起こる恐れがあります。

そう考えると１日２食も危険。１日に摂取する糖質量が同じだと、食事回数が減るほど一度に取り入れる糖質量が増えてきます。単純計算だと、１日３食と比べて１日２食では１回当たりの糖質量は１・５倍になり、３食と比べると２食では空腹時間も長くなるので、血糖値スパイクが起こりやすくなります。

血糖値スパイクだけではありません。食事回数が減ると、必要なたんぱく質やカロリー、その他の栄養素が摂りにくくなり、栄養バランスが乱れる恐れがあります。

１日３食なら、栄養バランスを整えるチャンスは３回あります。朝食で足りないものを昼食、昼食で足りなかったものは夕食で補えるのです。

１日１食だと、わずか１回で完璧な栄養バランスの食事をしなくてはなりません。１日２食でも、修正するチャンスはわずか１回ですから、毎回理想的な食事をすることが求められます。それを毎日続けるのは、私たち管理栄養士のような専門家も骨の折れる仕事。

一般の方々が習慣にするのは至難の業でしょう。

トータルの摂取カロリーが同じなら、1食よりも2食、2食よりも3食の方が太りにくいことがわかっています。空腹時間が長いほど、栄養素やカロリーの吸収が良くなるためです。また、食事をすると、消化吸収のためにエネルギーを使う「DIT（食事誘発性体熱産生）」が起こります。DITは、1日に消費するカロリーの10％を占めています。食事回数が増えるとDITも増えるため、太りにくくなるのでしょう。

ピラミッド型から逆ピラミッド型へ

現代人の1日3食は通常、朝食──→昼食──→夕食と徐々にボリュームが増えてくるピラミッド型をしていることが多いようです。

働き盛りのクライアントには、朝は起き抜けで食欲がないからコーヒーとパン、昼は忙しいからさっと食べられる麺類、残業終わりにがっつりとビールや揚げ物で打ち上げ……といった食生活を長年続けている人が少なくありません。悪しきピラミッド型の典型です。

けれど、食事は朝食──→昼食──→夕食と徐々にボリュームが減っていく逆ピラミッド型であるべき。西洋の「朝食は王様のように、昼食は王子のように、夕食は貧民のように食べなさい」という格言のように、朝食をもりもり食べて、昼食はそれより少なめに抑え、夕食は少量に留めるのが正解なのです。

維持期の糖質量を例に取るなら、朝食40g、昼食30g、夕食20gと段階的に減らすのがベストな展開といえます。1食20～40g＋間食10g以下、1日130g以下の食事が習慣化し、血糖値コントロールをさらに進めたい人は試してみてください。

多くの人は日が出ている日中に仕事や家事でアクティブに動き回り、日が落ちて暗くなるとともに活動量が少しずつ減ってくる生活パターンでしょう。

朝食をたくさん食べるのは、午前中に必要なカロリーと栄養素を補うためです。朝食で糖質とたんぱく質を摂ると、私たちの細胞に備わっている体内時計がリセットされやすく、活動と休息のリズムが整いやすくなります。

ビジネスパーソンなら、朝食で摂った糖質は通勤時の移動中に消費されますから、血糖値の上昇も抑えられます。血糖値のコントロールに重きを置くなら、朝食は仕事場に到着してからテイクアウトしたものを食べるのではなく、朝自宅で済ませておくべきです。

昼食で摂ったカロリーと栄養素は、午後の活動を支えてくれます。

デスクワークが多いビジネスパーソンなら、昼食は少し遠くのお店に食べに出かけて、帰りは歩いて糖質を消費し、血糖値をコントロールしましょう。

オフィス内も上りは３階まで、下りは４階などとマイルールを定めて階段利用を促すと、昼食後の血糖値スパイクを避けるのに役立ちます。

夕食はもっとも軽めに留めておきます。夕食後は食べて眠るだけなので、活動エネルギーとなる糖質やカロリーも最小限で済むはずです。

夕方以降に摂った糖質やカロリーが余ると、余分な体脂肪になりやすい傾向があります。余ったエネルギーを体脂肪として蓄える働きを持つ「ＢＭＡＬ１（ビーマルワン）」は、午後10時から午前２時までの間にもっとも活発に働いていることがわかっています。

食事は入眠の４時間前、夕方７時から８時までに済ませておくようにしましょう。

夕食を軽め・早めに済ませておくと、翌朝お腹が空いて目が覚めますから、寝起きでも〝王様にように〟朝食が食べられます。「朝食が食べられない！」と訴える方々の大半は、夕食が重すぎ・遅すぎなのです。

食べ順は「ベジファースト」──→「ミートファースト」
──→「ソイファースト」──→「カーボラスト」

ベジファーストという言葉を聞いたことがある人は多いのではないでしょうか。

ベジファーストとは、ベジ＝野菜から先に食べるというものです。

ベジファーストには、血糖値の上昇を抑える効果が期待できます。野菜（とくに葉野菜）は糖質が少なく、食物繊維が多く含まれています。食物繊維は消化も吸収もされないため、先に食べておくと、後から食べる糖質の吸収を緩やかにしてくれます。それによって血糖値スパイクが防げるのです。

最近ではミートファーストという言葉も登場しています。これはミート＝肉から先に食べるというものです。

肉は糖質がほとんど含まれておらず、たんぱく質と脂質を多く含んでいます。たんぱく質と脂質を先に食べておくと、やはり後から食べる糖質の吸収が緩やかになります。

加えて私が提案しているのはソイファースト。ソイ＝蒸し大豆や豆腐、納豆などには食物繊維、たんぱく質、脂質が含まれており、ベジファーストとミートファーストのいいとこ取りで糖質の吸収が緩やかになり、血糖値スパイクが避けられるのです。

ベジファースト、ミートファースト、ソイファーストでもいいのですが、同時に大切なのはカーボラスト。カーボ＝糖質を最後に食べることです。

血糖値を上げるのは糖質のみ。それ以外の食物繊維、たんぱく質、脂質を先に摂っておくと血糖値の上昇が抑えられます。血糖値が上昇しにくい体内環境を整えておいてから、ご飯やパンなどの主食を食べると、血糖値スパイクが避けられます。おかずを先に食べておくと、お腹が満たされるので糖質の過食もセーブされます。

会席料理では、先付け（前菜）、お椀（汁物）、向付（お刺し身）、八寸（盛り合わせ）、焼き物、炊き合わせ（煮物）と料理が出てから、最後に少量のご飯を食べて、締めくくりに水菓子（果物）を頂くのが一般的。まさにカーボラストです。

食べ順と一緒に心掛けてほしいのは、しっかり噛みながらゆっくり食べる習慣付け。

ベジファーストでもミートファーストでも、ロクに噛まずに飲み込むように早食いすると時間差がなくなり、カーボラストにしても血糖値が上がりやすくなる恐れがあります。早食いだと脳が満腹を感じる前に食べすぎるので、無駄なカロリーを摂りすぎる危険もあります。

主食などの糖質以外の栄養素を、たっぷり時間をかけてよく噛んで味わうほど、血糖値は上がりにくくなり、過食も防げます。口のなかにまだ食べ物が入っているうちに、次の食べ物を口にするのはＮＧ。ひと口ごとに箸を置いて、口のなかが完全に空っぽになってから、箸を取って次のひと口を入れるようにしてください。

最後に食べる主食も同じように、できるだけゆっくりよく噛んで食べるようにしましょう。とくにうどんやラーメンのような麺類は、汁と一緒に流し込んでしまいやすいので気をつけてください。

精製度が高くて白っぽい白米や食パンなどより、精製度が低くて茶色っぽい玄米や雑穀米や全粒粉パンなどの方が食物繊維は多くて食べ応えがあり、ゆっくり食べるので血糖値スパイクが避けやすいといえます。

１日４００ｇの野菜、キノコ類、海藻類を摂る

糖質が主体のご飯やパンなどの主食と、たんぱく源である肉類や魚介類などからは不足する大事な栄養素があります。それはビタミン、ミネラル、食物繊維の3つです。いずれも多くの日本人に足りない栄養素です。

ビタミン、ミネラル、食物繊維の供給源になってくれるのが、野菜、キノコ類、海藻類という3つの食材。私はクライアントに、「野菜、キノコ類、海藻類を取り合わせて１日４００ｇ以上摂るようにしてください」と勧めています。

１日４００ｇ以上のうち、最低３５０ｇは野菜から摂ってください。野菜には、レンコン、ゴボウ、ニンジンのような根菜や、カボチャのような糖質が多いものもあります。これを食べすぎると糖質オフがやりにくいので、糖質の少ない葉野菜をメインに据えるようにします。ホウレンソウ、小松菜、チンゲンサイ、ニラ、モロヘイヤ、パセリ、クレソン、春菊、シソ、キャベツ、白菜などです。葉野菜の他に糖質が少なくて栄養価が高い野菜には、ブロッコリー、パプリカ、ピーマン、トマトなどがあります。

表10　日本人における野菜の摂取量ランキング（1歳以上）

1位 大根　2位 タマネギ　3位 キャベツ
4位 白菜　5位 ニンジン　6位 ホウレンソウ
7位 トマト　8位 キュウリ　9位 カボチャ　10位 レタス

１日トータルで３５０ｇ、１食で１２０ｇの野菜を摂るなら、加熱した野菜なら片手分、生野菜なら両手いっぱい分が目安となります。

「野菜なら食べているよ！」とおっしゃる方もいますが、その中身を見直してみてください。

日本人の野菜摂取量のトップ10は上記のようになっています（表10）（『平成24年国民健康・栄養調査』のデータを元に、国立研究開発法人医薬基盤・健康・栄養研究所が解析したもの）。

厚生労働省では、野菜を１日に３５０ｇ以上、そのうち１２０ｇは緑黄色野菜から摂るように推奨しています。緑黄色野菜とは、赤やオレンジや緑のように色鮮やかな野菜（専門的な定義は別にありますが、色で判断しても大きな間違いではありません）。それ以外の色が淡い野菜は淡色野菜と呼ばれています。

トップ5のうち、緑黄色野菜は5位のニンジンだけ。しかもニンジンは糖質制限では摂取に気をつけるべき野菜です。ニンジン以外で緑黄色野菜は、6位のホウレンソウ、7位のトマト、9位のカボチャ。カボチャも糖質が多い要注意の野菜です。

淡色野菜にもビタミン、ミネラル、食物繊維は含まれていますが、トータルの栄養価という点では緑黄色野菜に軍配が上がります。もっと緑黄色野菜を食べましょう。

野菜以外で摂っておきたいのが、キノコ類と海藻類。どちらも1日1回食卓に登場するように心掛けていると、野菜＋キノコ類＋海藻類で1日400g以上という目標がクリアできると思います。

第7の栄養素・フィトケミカルの摂取

改めて定義すると、必須栄養素とは、不足すると病気が起こるもの。糖質、脂質、たんぱく質の3大栄養素、ビタミン、ミネラル、食物繊維が6大栄養素と呼ばれています（これまで触れてきたように、糖質は体内で必要量が合成できるため、厳密にいうと必須の栄養素ではありません）。

これに対して第7の栄養素と呼ばれるものがあります。フィトケミカルです。

フィトケミカルとは、植物が作る有用な化学成分の総称。フィトとは植物、ケミカルとは化学成分という意味です。

フィトケミカルは足りないと病気が起こるわけではありませんが、有効な機能性があり、摂取すると病気のリスクが減らせる可能性があります。

もっとも有名なフィトケミカルは、ポリフェノールです。

ポリフェノールは植物の苦み、渋み、色素などの成分。お茶の渋みであるカテキン、コーヒーのクロロゲン酸、大豆のイソフラボン、ゴマのリグナン、ウコンのクルクミンなどがあります。

ポリフェノールとフィトケミカルが一躍脚光を浴びるきっかけを作ったのは、「フレンチ・パラドックス」に関する研究です。

欧米諸国では、肉類などの動物性脂質の摂取量が多いほど、心臓病の死亡率が上がる傾向があります。しかしフランス人は例外的に、動物性脂質の摂取が多いのに、他国と比べて心臓病の死亡率が低く抑えられています。これがフレンチ・パラドックスです。

この矛盾を解く鍵はどこにあるのか。いろいろ考えた末に目を向けられたのが、フランスの特産品でもある赤ワイン。

フランス人の伝統的な食事では、肉料理には赤ワイン、魚料理には白ワインを合わせます。この赤ワインにパラドックスを解く秘密があるのではないか。そう仮説を立てて研究を進めたところ、赤ワインに含まれているアントシアニンやレスベラトロールといったポリフェノールが心臓病のリスクを下げていたらしいとわかってきました。

ポリフェノールには、有害な活性酸素による酸化を防ぐ抗酸化作用があり、それが心臓の血管を酸化から守っていたのです。前述のカテキン、クロロゲン酸、イソフラボン、リグナン、クルクミンなどにも、同じような抗酸化作用が期待されています。

ポリフェノール以外にも有益なフィトケミカルがあります。それはカロテノイドです。

カロテノイドは黄、赤、紫といった天然色素。ホウレンソウやピーマンなどのβ-カロテン、トマトやスイカなどのリコペン、ホウレンソウやブロッコリーのルテイン、ミカンや柿のβ-クリプトキサンチンなどがあります。これらのカロテノイドにもポリフェノールと同じく抗酸化作用が期待できます。

ポリフェノールやカロテノイドがリッチな食事をするには、食卓をカラフルにするように心掛けるのがポイント。

白いご飯にトンカツにポテトサラダといった白や茶色ばかりではなく、カラフルな野菜を食卓に取り入れるように意識していると、知らず知らずフィトケミカルによる抗酸化作用などのメリットが得られるようになります。

第3章

たんぱく質と脂質との付き合い方

まず、たんぱく質

糖質を減らしたら、カロリーが減ってしまわないように、糖質の代わりに何をプラスするかを考えましょう。

再三触れているように、体内でカロリーになるのは、糖質、たんぱく質、脂質の3大栄養素でした。なかでも糖質に代わって真っ先に増やしてほしいのは、たんぱく質です。

たんぱく質は、カロリーになる以外にも重要な役割を担っています。

それはズバリ、カラダを作るという役割。髪の毛や皮膚、筋肉、骨、心臓、血管、小腸や大腸といった消化管……。これらはすべてたんぱく質から作られています。

カラダのおよそ6割は水ですが、残る4割の約半分、つまり全体の2割はたんぱく質から作られているのです。

そればかりではありません。

私たちがエネルギーを得るには酸素が欠かせません。その酸素を全身すみずみまで運んでいるのは、赤血球の成分であるヘモグロビン。ヘモグロビンはたんぱく質と鉄が合体したものであり、たんぱく質が足りないとヘモグロビンも不足するようになり、酸素不足で貧血となります。貧血＝鉄不足と思われがちなのですが、鉄に加えてたんぱく質の不足も貧血を招きやすいのです。

外敵と闘う免疫にも、たんぱく質は欠かせません。免疫で大きな役割を果たしている免疫グロブリンはたんぱく質で作られているからです。

免疫グロブリンには、血液中をパトロールしているＩｇＧ、粘膜や腸管で待機しているＩｇＡなどがありますが、いずれもたんぱく質がないと作られないため、足りないと免疫の戦力ダウンにつながります。

これらの体内にあるたんぱく質は、分解と合成を繰り返す新陳代謝を行っています。古くなったたんぱく質は機能が落ちてくるので、つねにフレッシュなたんぱく質に置き換えようとしているのです。

ですから、摂取するたんぱく質が足りなくなると、分解された分を合成できなくなり、カラダを作っているたんぱく質が減ったり、貧血や免疫力の低下が起こったりします。

なかでも人生１００年時代の健康を害する恐れがあるのは、たんぱく質の不足がもたらす筋肉の減少です。

筋肉は水分を除くと、ほとんどがたんぱく質。筋肉はとくに新陳代謝が活発な組織であり、3か月ほどですっかり入れ替わるとされています。見かけは変わらなくても、筋肉の中身はかなりのスピードで更新されているのです。

「フレイル」の恐怖

筋肉は、運動などで使って鍛えると強く太くなりますが、使わないと弱く細くなるという性質があります。

骨折をした部分をギプスなどで固定して動かさないと、そこはあっという間に痩せ細ってしまいます。固定されて長期間使われなかったからです。

骨折をしなくても、運動不足でじっと座っている時間が長くなると、筋肉は衰えやすくなります。個人差はありますが、運動不足だと30歳以降は年0・5～1・0％の割合で筋肉が減っていくとされています。そうなると、80代の筋肉量は、ピーク時の20代の5割から6割に減少する計算になります。

表11　フレイルのチェック項目（3つ以上当てはまるとフレイル）

①過去6か月で体重が2～3kg以上減った
②ここ2週間、わけもなく疲れたような感じがする
③運動や体操をしていない
④利き手の握力が男性26kg未満、女性18kg未満である
⑤歩く速さが秒速1m未満（時速3.6km未満）

食事から摂るたんぱく質の不足は、運動不足によるこうした筋肉の減少に拍車をかける恐れがありますから、十分な配慮が求められます。

筋肉のたんぱく質が減ると代謝が下がり、痩せにくくなり、太りやすくなるという点についてはすでに指摘した通りです。

さらに高齢者にとって、筋肉不足は単に太ったりする以上の深刻な事態を招きかねません。それは「フレイル」の恐怖です。

フレイルとは〝虚弱〟という意味。カラダが健康な状態と、誰かのサポートが欠かせなくなる要介護の中間を指しています。フレイルを放っておくと、将来要介護を招く確率が高くなります。要介護になると認知症にも罹《かか》りやすくなります。

フレイルのチェック項目は上記の5つ（表11）。このうち3つ以上が当てはまると、フレイルであると考えられます。現在、日本国内の65歳以上の高齢者の10％以上がフレイルではないかと疑われて

います。

フレイルに関わるものに、ロコモティブ・シンドロームとサルコペニアがあります。

ロコモティブ・シンドローム（ロコモ）とは、筋肉、骨、靭帯、関節といった運動に関わる器官が衰えて、歩行や立ったり座ったりといった日常生活に支障が出るもの。

サルコペニアとは、加齢に伴って筋肉が減少しすぎた状態。ギリシャ語でサルコとは筋肉、ペニアとは喪失という意味があります。

サルコペニアの疑いがあるかどうかを簡単に判別する指標になるのは、椅子から立ち上がるまでにかかる時間。5回立ち上がるのに12秒以上かかるとサルコペニアの疑いがあります。思い当たったら病院で検査を受けましょう。

フレイルに関わるロコモとサルコペニアの背景には、いずれも運動不足と並んでたんぱく質の不足が挙げられます。

たんぱく質不足の危険性には、国も気づいています。

高齢の女性およそ2・4万人を3年間追跡調査したアメリカの研究では、たんぱく質摂取量を20％増やすと、フレイルの発症率を30％下げられると予想できるとしています。

表12　1日に摂取したいたんぱく質量の目安

たんぱく質量（g/day）＝体重（kg）×1.2（g）

1日に必要なたんぱく質の量

ロコモとサルコペニアを避け、フレイルに陥らずに元気に日々を楽しむには、どれくらいのたんぱく質を摂ったらいいのでしょうか。

たんぱく質の摂取の目安となるのは、体重。

体内でたんぱく質をもっとも求めるのは筋肉であり、通常は筋肉量は体重に比例しているからです。

それは上記のようなシンプルな公式で計算できます（表12）。

体重60kgなら60×1.2＝72g、体重70kgなら70×1.2＝84gです。1日にどのくらいのたんぱく質が必要かを計算しておきましょう。

積極的に運動をしているなら、計算式が少し変わります。運動で消耗した筋肉のたんぱく質を補い、次の運動に備えて筋肉の強化が求められるからです。運動をしている人が摂取したいたんぱく質の目安量を求める公式は以下の通りです（表13、94ページ）。

表13　運動をしている人が1日に摂取したいたんぱく質量の目安

たんぱく質量（g/day）＝体重（kg）×1.6（g）

体重60kgなら60×1.6＝96g、体重70kgなら70×1.6＝112gです。運動をしていない人と比べると、それぞれ1日約25gのたんぱく質の増量が求められます。

たんぱく質に関しては、1回当たりに「ここまでなら摂っていい」という上限があります。それは1回40gまでというルール。それ以上一度に摂っても、体内で完全に代謝されずに、たんぱく質として利用されないのです。

体重×1・2gで、体重60kgで1日に72g、体重70kgで84gのたんぱく質が要るとしても、1日1食で1回に70〜80gのたんぱく質を摂ったら、半分ほどは無駄になるかもしれません。1日2食でも一度に入ってくるたんぱく質が多すぎるので、体内での利用効率は下がります。1日3食でこまめに偏りなくたんぱく質を摂りましょう。

筋骨隆々のボディビルダーたちは、規格外の筋肉が減らないように保つために、1日に体重×2〜4gという大量のたんぱく質を摂ります。体重70kgなら1日に140〜280gという桁外れの摂取量です。

食事のみでこれだけのたんぱく質を摂るのは難しいので、彼らはたんぱく質を純度高く精製した「プロテイン」というサプリメントを活用します（プロテインとは、英語で〝たんぱく質〟という意味です）。そして一度にまとめ摂りをしても、筋肉にたんぱく質が届かないということを知っていますから、1日5〜6食に増やし、食間にもプロテインなどからたんぱく質をこまめに取り入れているのです。

たんぱく質は肉類と魚介類をメインに、偏りなく

たんぱく質が含まれている食品は5大たんぱく源と呼ばれています。それは①肉類、②魚介類、③卵、④大豆・大豆食品、⑤牛乳・乳製品です。

たんぱく質は幅広い食べ物に含まれており、米（ご飯）や小麦（パン、麺類）といった穀物にも比較的多く含まれています。

それなのに穀物をたんぱく源としないのには理由があります。

たんぱく質は、合計20種類のアミノ酸からなります。このうち9種類は体内で合成できないため、必須アミノ酸と呼ばれています。

たんぱく源の質を決めるのが、必須アミノ酸をいかにバランス良く含むかという「アミノ酸スコア」。５大たんぱく源はこのアミノ酸スコアが高いのです。

少し踏み込んだ話をしましょう。

たんぱく質のなかで、いちばん少ない必須アミノ酸を「第一制限アミノ酸」と呼びます。第一制限アミノ酸以外の必須アミノ酸がいくらあっても、第一制限アミノ酸が足りないと、そこから合成されるたんぱく質の量は限られてしまいます。

それをわかりやすく示してくれるのが、「桶の原理」（図2）。９種類の必須アミノ酸が桶を作る細長い板であり、桶のなかに貯める液体をたんぱく質としましょう。

必須アミノ酸の充足率が上がるほど、細長い板は長くなります。第一制限アミノ酸は必須アミノ酸のなかで、もっとも短い板にあたります。

この桶に水を流し入れたとしても、第一制限アミノ酸の高さ以上に水位は上がりません。なぜなら第一制限アミノ酸以外の必須アミノ酸は、桶からあふれ出て、たんぱく質の一員にはなれないからです。

５大たんぱく源のアミノ酸スコアは１００点満点。必須アミノ酸を無駄なく利用しなが

図2　桶の原理

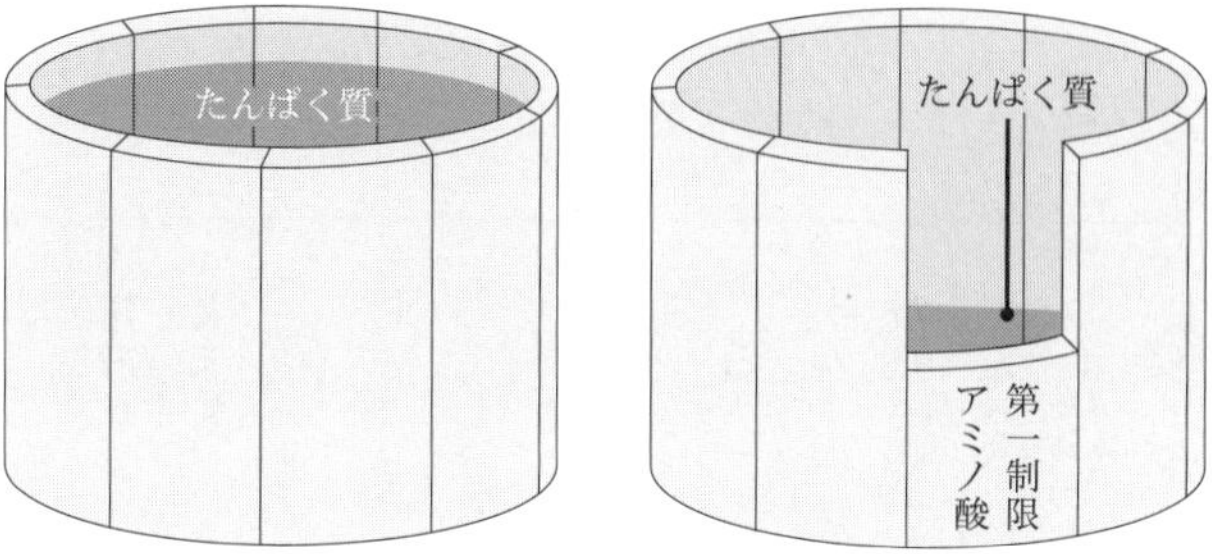

充分なたんぱく質を生成　　充分なたんぱく質を生成できない

ら、たんぱく質として合成できます。

以上を踏まえて穀物をたんぱく源としないわけを解説しましょう。

米に含まれるたんぱく質では、必須アミノ酸のうちで、リジンがたんぱく質合成の足を引っ張る第一制限アミノ酸。その次に足りない必須アミノ酸はスレオニンです。

ご飯が主食の日本人は、豆腐、納豆、味噌といった大豆食品を食生活に取り入れています。なぜなら大豆食品には、ご飯だけでは足りないリジンやスレオニンが豊富であり、食事全体のアミノ酸スコアを底上げしてたんぱく質の合成が促せるからです。

パンの原料となる小麦に含まれるたんぱく質で

表14　4大たんぱく源から摂れるたんぱく質量の目安

・肉類　100gで20g　・魚介類　100gで15～20g　・卵　1個で6g
・木綿豆腐　1丁（300g）で20g　・納豆　1パック（50g）で8.3g
・豆乳　200mℓで7.6g

は、ご飯と同じように必須アミノ酸のうちでリジンが第一制限アミノ酸になります。この他、スレオニン、バリンといった必須アミノ酸も不足します。

パン食にはハムエッグのような卵と肉類がセットになることが多いのは、小麦で不足しやすいリジン、スレオニン、バリンが含まれているからでしょう。

和食でも洋食でも、伝統的な食スタイルでは、大事なたんぱく質の合成を効率化するための知恵が息づいているのです。

5大たんぱく源のうち、アレルギーや過敏症を起こしやすい牛乳・乳製品を除いて、残りの4大たんぱく源からのたんぱく質の摂取を私は勧めています。1日のうちで、この4大たんぱく源を最低1回摂るようにするといいでしょう。

4大たんぱく源から、どのくらいたんぱく質が摂れるかをまとめてみましょう（表14）。

肉類の１００ｇは片手の手のひら大のサイズと厚み、魚介類の１００ｇは同じく片手の手のひら＋手指のサイズと厚みが相当すると〝目秤〟にするといいでしょう。

脂質で大切なのは「質」

３大栄養素の１ｇあたりのカロリーは、糖質とたんぱく質が１ｇ４㎉と同等なのに、脂質は１ｇ９㎉。

脂質は糖質とたんぱく質の２倍以上のカロリーがあるため、ダイエットのために脂質を減らす「アブラ抜きダイエット」が流行ったこともあります。

しかし糖質オフでは、糖質を減らす代わりに、脂質の摂取を増やします。それだと太ってしまうと不安になるかもしれませんが、それは杞憂。

肥満の原因の多くは糖質過多であり、脂質を増やしただけで太ることはありません。繰り返しになりますが、脂質は腸管の動きをゆっくりにしたり、食欲を抑えたりするホルモンの分泌を促してくれますから、食べすぎが防げます。

脂質には、豚肉の脂身やバターのように常温で固形の「脂」と、植物油や魚油のように常温で液体の「油」があります。あわせて油脂。以下はアブラとしましょう。

脂質では量ばかりを気にする傾向が見受けられますが、大切なのはその質。糖質の代わりに良いアブラを増やし、悪いアブラを減らしてください。

増やすべき良いアブラ

増やすべき良いアブラとは何でしょうか。

それにはオメガ３脂肪酸と中鎖脂肪酸があります。

オメガ３脂肪酸には、α－リノレン酸、ＥＰＡ（エイコサペンタエン酸）、ＤＨＡ（ドコサヘキサエン酸）があります。

オメガ３脂肪酸は、体内では合成できないため、食事から取り入れるべき必須脂肪酸。ＥＰＡとＤＨＡはα－リノレン酸から体内で合成されますが、必要量を満たせないために、必須脂肪酸に準じる扱いをされています。

オメガ３脂肪酸には、血液中の中性脂肪の低下、不整脈の予防、血の塊である血栓の抑制、炎症やアレルギーの抑制といったポジティブな効果が期待できます。

α－リノレン酸は、エゴマ油、アマニ油、ヘンプシードオイルといった植物油、チアシード、クルミなどに含まれています。加熱すると酸化されやすいという弱点がありますから、植物油は生野菜サラダなどにそのままかけてください。植物油は酸化による劣化を避けて、冷暗所に保管するようにしましょう。

ＥＰＡとＤＨＡはイワシ、アジ、サバ、サンマといった青魚に含まれています。青魚は良質なたんぱく源でもあります。1日に最低1回は食卓にのせるようにしましょう。

生で手に入りにくい場合、缶詰をストックしておくと便利。その際、味噌煮や蒲焼きといった糖質の多いものではなく、水煮のように糖質が少ないものをチョイスしてください。

1日の摂取量の目安はいずれも2ｇ。小さじ1杯分です。

中鎖脂肪酸はカラダに溜まらず、糖質に変わってエネルギーになりやすいという特徴があります。中鎖脂肪酸はココナッツオイルやココナッツミルクに含まれています。

減らすべき悪いアブラ

減らすべき悪いアブラにはオメガ6脂肪酸、酸化した油、トランス脂肪酸があります。

オメガ6脂肪酸の代表格はリノール酸。

リノール酸も、体内で作り出せないため、食事から取り入れるべき必須脂肪酸ですが、サラダ油、ゴマ油、コーン油、大豆油などの身近な植物油全般に広く含まれているため、多くの日本人は摂りすぎています。ファストフードなどの外食、お惣菜、加工食品などから、知らない間に入っているのです。

日本人はオメガ3脂肪酸の摂取が少なく、オメガ6脂肪酸が多すぎるのが問題。オメガ3脂肪酸とオメガ6脂肪酸の理想的な比率は「1：1〜4」とされていますが、青魚が嫌いで外食や加工食品中心の食生活だと「1：10〜20」と大きくバランスが崩れている恐れがあります。オメガ3脂肪酸に対してオメガ6脂肪酸が多すぎると、体内で慢性的な炎症やアレルギーが起こりやすくなります。こうした炎症やアレルギーは、肥満やアトピー性皮膚炎などの引き金となります。

酸化した油には、過酸化脂質と呼ばれる悪玉が含まれます。

過酸化脂質は体内でさらに酸化を引き起こし、老化やがんなどの一因となります。酸化した油とは具体的に、何度も使って古くなって傷んだ油や、揚げて時間が経った唐揚げやフライドポテトなどの揚げ物など。外食や作り置きの弁当に潜んでいる可能性があります。最後のトランス脂肪酸は、植物油や魚油を人工的に加工し、半固形または固形の脂にしたもの。マーガリン、ファットスプレッド、ショートニングなどに含まれます。

日本では表示義務はありませんが、パッケージにマーガリン、ファットスプレッド、ショートニングと書かれていたら、トランス脂肪酸が入っていると覚悟しましょう。

トランス脂肪酸は心臓病などの生活習慣病を進める恐れがあり、世界保健機関（WHO）では1日の総カロリーの1％未満の摂取に抑えるように勧めています。最近、日本で行われた研究では、トランス脂肪酸の血中濃度がもっとも低いグループと比べると、もっとも高いグループは認知症になるリスクが1・5倍になるとわかりました。

トランス脂肪酸が多いのは、菓子パン、食パン、ドーナッツ、スナック菓子、ケーキなど。これらは糖質も多めですから、食べすぎないようにしてください。牛などの脂質にも天然のトランス脂肪酸が含まれていますが、こちらは人工的なトランス脂肪酸と違って無害です。

食品安全委員会（内閣府）が日本人3万人以上を対象に行った調査では、トランス脂肪酸の摂取は1日の摂取カロリーの1%未満に収まっていました。それでも、お菓子や菓子パン、食パンなどが好きでよく食べる人はトランス脂肪酸に気をつけましょう。

飽和脂肪酸とオリーブオイルは安全なアブラ

糖質オフで自然に摂取が増えてくるアブラもあります。その代表といえるのが飽和脂肪酸とオリーブオイル。どちらも安全なアブラです。

飽和脂肪酸にはパルミチン酸、ステアリン酸などがあり、肉類、卵、バター、牛乳などに含まれています。

糖質オフでたんぱく質を増やすために肉類や卵の摂取が増えると、それにつれて飽和脂肪酸の摂取も増えてきます。

飽和脂肪酸はずっと悪玉扱いされてきました。飽和脂肪酸の摂りすぎは心臓病や脳卒中などのリスクを高めるとされますが、現在では否定されつつあります。

日本人では、飽和脂肪酸の摂取が脳卒中のリスクを下げる可能性すらあります。これは国立がん研究センターの研究によるものです。

この研究では、心臓病や高血圧症といった循環器疾患にも、がんにもなっていなかった男女約８万２０００人を平均11年間ほどリサーチ。その結果、脳卒中の発症リスクは、飽和脂肪酸をもっともたくさん摂取するグループでいちばん低く、飽和脂肪酸の摂取量がいちばん少ないグループより23％低かったのです。

心筋梗塞の発症率は、飽和脂肪酸の摂取量が多いほど高くなりましたが、脳卒中と心筋梗塞・急性死をあわせた全循環器疾患では、飽和脂肪酸をもっとも多く摂取する群でリスクがいちばん低いという結果が得られました。心筋梗塞より脳卒中の発症数が多かったために、脳卒中減少によるリスク低下の影響が大きく出たのです。

研究グループでは、この研究と過去の内外の研究を総合的に見ると、「脳卒中も心筋梗塞も発症リスクがもっとも低いのは、飽和脂肪酸の摂取量が１日20ｇ前後のグループと考えられる」とコメントしています。

日本人成人の飽和脂肪酸の摂取量は１日17〜18ｇほどですから、良質の肉類や卵などの摂取を少し増やすくらいでちょうどいいのです。

糖質オフで活躍する植物油は、オリーブオイルです。

調理には植物油が不可欠です。増やしたい良いアブラであるオメガ3脂肪酸のエゴマ油やアマニ油は高価ですし、加熱に向かないという弱点があります。オメガ6脂肪酸のサラダ油などは安価ですが、減らしたい悪いアブラ。となると消去法でクローズアップされるのが、オリーブオイルなのです。

オリーブオイルはオメガ9脂肪酸のオレイン酸が主成分。オレイン酸は体内で合成できるため、食事から必ずしも摂る必要はありません。

しかし、オレイン酸はオメガ3脂肪酸より酸化されにくく、オメガ6脂肪酸のように摂りすぎによる弊害も知られていません。何よりも地中海諸国を中心に5000年近くも親しまれてきた長い食歴があり、安全性が確立している点も見逃せません。

オリーブオイルにはいくつかの種類があります。オリーブの実を搾っただけで、フレッシュで酸度も低いエキストラ・ヴァージン・オリーブオイルがもっとも良質ですが、それなりに値が張ります。生野菜サラダにドレッシングとしてかけるなど、そのまま使うときはエキストラ・ヴァージン・オリーブオイル、加熱調理にはそれ以外のより安価なオリーブオイルという具合に使い分けるといいでしょう。

コレステロール神話にダマされるな

「コレステロール」という言葉に、あなたはどんなイメージを持っていますか？

私の印象では、中高年以降はコレステロールにネガティブなイメージを持つ方が多いようです。「コレステロール値が心配だから、卵を1日2個以上は食べないようにしています」とおっしゃる方も少なくありません。「コレステロール神話」です。

こうしたコレステロールのネガティブなイメージは、食事から摂るコレステロールと血中のコレステロールの混同から起こります。

コレステロールは、体内で細胞膜を作ったり、男性ホルモン（テストステロン）や女性ホルモン（エストロゲン）といったホルモンの原料になったりする重要な成分。このため必要量のおよそ8割は肝臓で作られています。

肝臓から末梢へコレステロールを運ぶのが、ＬＤＬコレステロール。余ったコレステロールを末梢から肝臓へ戻すのが、ＨＤＬコレステロール。俗にＬＤＬを悪玉、ＨＤＬを善玉と呼びますが、中身のコレステロールは同じもの。カラダに必要なのです。

食べるコレステロールは肉類や卵といった動物性脂質に含まれていますが、食べるコレステロールは血中のコレステロール値に大きく左右しません。摂るコレステロールが増えると、肝臓での合成量を減らすという調整が行われるためです。

このため、アメリカでは２０１３年にコレステロールの摂取量に関する基準が撤廃されました。続いて厚生労働省の『日本人の食事摂取基準（２０１５年版）』でも、それまであったコレステロールの摂取基準を撤廃しています。

例外は、家族性高コレステロール血症の患者。

これは生まれつき、ＬＤＬコレステロールが増えてしまう難病であり、コレステロールの食事摂取制限が欠かせません。家族性高コレステロール血症では、血中のＬＤＬコレステロール値が異常な値を示しますから、一度でも血液検査でコレステロール値を調べた経験があれば、その有無はわかります。

血中のＬＤＬコレステロール値が高くなりすぎたり、ＨＤＬコレステロール値が低くなりすぎたりすると、脂質異常症と判定されます。

脂質異常症となり、血管に溜まった余分なコレステロールが酸化されると、動脈硬化のリスクとなります。

脂質異常症でない限り、体内でのコレステロールの調節はうまく進んでいると考えられますから、食べるコレステロールを必要以上に制限しなくてもいいのです。

第4章

シーン別・食事マネジメント術

コンビニでの食事の組み立て方

もはや生活に欠かせないインフラの一つになったのが、コンビニエンスストア。いつでも好きなときに食べ物が手に入るので、コンビニの活用法を覚えておくと、糖質オフの生活もやりやすくなります。

コンビニでも、主菜＋副菜＋汁物という一汁三菜で食事を組み立てます。

導入期はおにぎりやパンなどの主食はパスしますが、減量期以降は小さめのおにぎり1個、8枚切りの食パン1枚くらいはプラスしても大丈夫です。食べる際は、糖質などの主食を最後に食べる「カーボラスト」を守りましょう。

小麦粒から小麦粉を精製する際に取り除く表皮部分（ブラン）を主原料としたローソンの「ブランパン」なら、1個で糖質は2gほどしか含まれていません。これなら、導入期でも食べられますね。

主菜はたんぱく源。脂質も摂れます。

ファーストチョイスは、鶏胸肉をしっとり蒸しあげたサラダチキン。コンビニを代表する人気商品であり、各チェーンがそれぞれ自信作をラインナップしています。糖質1g未満なのに、たんぱく質は25g以上摂れるものが大半です。ハーブ風味やタンドリーチキン風など、異なる味付けが用意されているので飽きません。

この他、肉類では、豚ロース肉の生姜焼き、ロースハム、レジ横のホットコーナーで買える焼き鳥があります。焼き鳥は糖質が多いタレではなく塩で。唐揚げは衣に糖質が多いので、維持期までは控えるようにしましょう。

魚類では、焼き魚か缶詰を選びます。焼き魚では、サバやホッケなら1人前（100g）で17〜20g、鮭なら1人前（100g）で19〜22gのたんぱく質が摂れます。缶詰では、サバ缶かツナ缶がポピュラー。サバ缶は糖質が多めの味噌煮ではなく、水煮を選びましょう。サバ缶では1缶（190g）約26g、ツナ缶では1缶（80g）12〜13gほどのたんぱく質が摂れます。

この他、ゆで卵、温泉卵、枝豆、冷や奴、納豆などもたんぱく源となります。

続いて買うべきは副菜。野菜、海藻類、キノコ類のおかずです。足を向けたいのは、サラダとお惣菜のコーナー。

ホウレンソウなどの青菜のおひたしや胡麻和え、コールスローサラダ、ブロッコリーなど緑黄色野菜のグリル、ひじきの煮物、わかめサラダ、キノコサラダなどがお薦めです。ビタミン、ミネラル、食物繊維が摂れます。豚しゃぶしゃぶ肉、サラダチキン、ツナ、ゆで卵などをトッピングしたボリュームのあるサラダだと、たんぱく質も補えます。

栄養バランスを整えるために、野菜中心のサラダかお惣菜＋ひじきやわかめなどの海藻サラダかキノコサラダと組み合わせて、副菜を2品食べるようにしましょう。

糖質過多でパスしたいのは、ポテトサラダ、コーンサラダ、マカロニサラダ、パンプキン（カボチャ）サラダなど。パスタや中華麺などの麺類がセットになったヌードル系サラダを間違って選ばないようにしてください。

最後に調達したいのは汁物。副菜の仲間であり、汁物があると喉が潤って食事がスムーズになり、お腹にも溜まって過食がセーブされやすくなります。

和食に合わせるなら、カップ入りの味噌汁を。気分に合わせて豆腐、なめこ、小松菜、油揚げ、海苔など具材を好きに選んでください。豚汁は味噌汁より具沢山ですが、ジャガイモやニンジンなどの具材に糖質が含まれるため、1食10ｇほどの糖質が入っています。

維持期ならアリですが、それまでは我慢しましょう。

洋食に合わせるなら、卵スープやコンソメスープなどのように澄んだものをチョイスしてください。コーンやジャガイモのポタージュスープのように白濁したものは糖質がリッチですから、要注意です（日本では一般的に澄んだスープはコンソメ、とろみがついたスープをポタージュと呼びます）。

澄んだスープで気をつけたいのは、春雨入りのスープ。春雨は透明でヘルシーなイメージを持っている人も少なくありませんが、春雨は麺類の一種。糖質の固まりです。

肌寒くなってくるとレジ横に登場するおでんも、糖質オフをサポートします。コンビニおでんは人気が高く、毎年9月～翌3月とかなり長い間店頭に並びます。

コンビニおでんで選びたいのは、ゆで卵、牛すじ、厚揚げ、焼き豆腐、がんもどき、タコ、つみれ、ウインナー、つくねなどのたんぱく源。これが主菜に相当します。2～3品選んで、たんぱく質を確保しましょう。

次に選びたいのは、大根、こんにゃく、白滝、昆布巻き、ロールキャベツなどです。これが副菜に相当します。こちらも2～3品選んでお腹を満たしましょう。

おでんで糖質過多になりやすいのは、つなぎにでんぷんが使われている練り物。はんぺん、さつま揚げ、ゴボウ天などです。小麦粉をこねて茹でた関東名物のちくわぶ、もち入りの巾着、ジャガイモなどはとくに糖質過多に陥りやすいので避けてください。サイトで事前に具材ごとにカロリー、糖質量、たんぱく質量などを確かめてから、お店でオーダーしましょう。

ファミレスでは、ハンバーグではなくステーキを

ランチやディナーを近くのファミリーレストラン（ファミレス）で食べる人も多いと思います。ファミレスで糖質オフをするポイントは次の4つです（表15）。

①セットメニューより単品をチョイス

ランチタイムなどには、ご飯かパンがついてくるセットメニューを選ぶ人が大半ですが、糖質オフの実践者はセットメニューではなく単品で頼みましょう。

ファミレス大手「ジョナサン」のように、ご飯の代わりにサラダ、通常のパンの代わり

表15　ファミレスでの糖質オフのポイント

①セットメニューより単品をチョイス
②ハンバーグよりもステーキを選ぶ
③Lサイズのボリュームサラダをプラスする
④ドリンクバーは「カーボラスト」「3倍希釈の法則」を守る

に大豆が主原料で低糖質のソイブレッドが選べるチェーンもあります。そういうところでは維持期なら必ずしも単品ではなく、低糖質のセットメニューを選ぶのもアリです。

②ハンバーグよりもステーキを選ぶ

ファミレスで圧倒的な人気を誇るのは、おそらくハンバーグでしょう。でも、ハンバーグにはつなぎででんぷんが含まれています。そこに糖質を含むドミグラスソースがかかると、1食で20～30gの糖質が入っていることも珍しくありません。

OKなのは、つなぎを使わない肉100％のハンバーグで、大根おろしに醤油をかける和風ソースで食べられる場合のみ。それ以外はハンバーグを選ばないようにしましょう。

肉好きなら、ハンバーグの代わりに食べたいのはステーキやソテー。つなぎに何を使っているかがわからないハンバーグのようなひき肉料理より、食材をそのまま焼いた牛ステーキ、チキンソテー、豚肉の生姜焼きなどの方が低糖質ですし、多くのたんぱく質が摂れます。トンカツ、メンチカツなどの揚げ物は、衣に多くの糖質を含むので控えてください。

肉料理と違い、魚料理は全般的に素材をそのまま調理するものが多いので安心。サバや鮭などの焼き魚などです。エビフライ、アジフライ、牡蠣フライなどの揚げ物はできるだけ控えましょう。

③ Lサイズのボリュームサラダをプラスする

肉料理や魚料理の付け合わせは微々たるもの。それだけでは副菜とは呼べません。そこでサラダを追加オーダーします。

主菜の付け合わせのジャガイモやニンジン、コーンなどは糖質が多いので「カーボラスト」で最後に食べるようにしましょう。

ファミレスのシンプルなサラダでは少量の野菜しか摂れません。そこで生ハム、グリルチキン、ローストビーフ、ツナ、エビ、豆腐といったたんぱく源やアボカドなどをトッピングしたボリュームのあるサラダを追加しましょう。1人前のSサイズではなく、2〜3人前のLサイズを選び、お腹と栄養を満たします。

④ドリンクバーは「カーボラスト」「3倍希釈の法則」を守る

ファミレスの名物といえば、好きなドリンクが何杯でも選べるドリンクバー。このドリンクバーはどのように利用したらいいのでしょうか。

賢者の選択は、糖質を加えないブラックのコーヒーやエスプレッソ、ストレートティー、同じく無糖のウーロン茶、ハーブティーなどです。牛乳や乳製品に過敏症もアレルギーもない方ならカフェオレもいいでしょう。逆にNGなのは、甘みが強いジュース、コーラなどの炭酸飲料です。

△印は野菜ジュースや果物ジュース。どちらも糖質を多く含んでおり、果物ジュースには果糖という取り扱い注意の糖質（32ページ参照）が入っています。野菜ジュースも、飲みやすいように果物をミックスしているものが大半。気をつけましょう。

野菜ジュースや果物ジュースがどうしても飲みたくなったら、「カーボラスト」の精神で食事を終えていちばん最後にデザート気分で飲むようにしてください。

さらに野菜ジュースや果物ジュースはドリンクバーのいちばん最初に飲むのではなく、1〜2杯目はノンシュガーのコーヒーやハーブティーなどでお腹を満たしてから、3杯目でゆっくりと飲むように心掛けてください。そうすると体内で3倍に希釈されますから、血糖値の上昇を緩やかに抑えてカラダへのダメージが避けられます。

和定食店ではご飯を断る

ビジネス街には、ビジネスパーソンに愛される昔ながらの和定食店があるものです。最近では和定食をメインとしたチェーン店も増えてきました。そこで和定食店で糖質オフの食事をどう組み立てるかをシミュレーションしましょう。

和定食店で避けて通れないのが、ご飯の量の調節です。

和定食には丼ご飯がセットされていることが珍しくありません。丼ご飯には100gほどの糖質が含まれています。ランチタイムは大盛りやおかわりが無料のサービスもあり、それを利用すると糖質の摂取量はうなぎ上りになります。

ご飯の大盛りやおかわりを利用しないのは当然。糖質をカットする導入期は、オーダー時に「ダイエット中なので、ご飯は要りません」と声をかけましょう。

糖質オフもかなり市民権を得てきましたから、もはや怪訝な顔はされないでしょう。「料金は同じでいいので」とひと言添えると、お店側もきっと納得してくれます。

減量期以降になったら「ご飯を4分の1にしてください」と頼んでみましょう。

玄米ご飯や雑穀ご飯のように、白米よりも食物繊維が多くて血糖値が上がりにくい主食が選べるなら、追加料金を払ってでもそちらをチョイス。「カーボラスト」を実践します。

続いて主菜の選択に入ります。

外食中心だと魚類を食べる機会が少なくなるので、和定食店では魚系の主菜を積極的に選ぶようにしましょう。刺し身か焼き魚がベスト。照り焼きや味噌煮、天ぷらやフライは糖質が多いので避けた方が無難です。

肉系の主菜では、水炊き、肉豆腐、豚生姜焼き、牛ステーキ、鶏肉の竜田揚げなどが低糖質で高たんぱく質。唐揚げ、チキン南蛮、トンカツ、ハンバーグなどは糖質が多いので避けるようにしてください。

仕上げは、副菜の追加オーダーです。

主食をパスしたり、減らしたりすると、それだけ摂取カロリーがダウンします。糖質オフで減らすのはあくまで糖質であり、カロリーの減らしすぎは代謝低下などのネガティブな反応を引き起こして百害あって一利なし。ご飯を減らした分、追加料金を支払ってでも副菜をプラスしてもらいましょう。

どんな副菜が追加できるかはお店によって異なりますが、ポピュラーなのは生卵や温泉卵、冷や奴、納豆、おひたし、お新香といった小鉢。いずれも低糖質ですから、予算が許す限り、フルコースで頼んでみましょう。和定食店に行くときは、小鉢が充実しているところを選ぶようにしてください。

ファストフード店でも糖質オフは行える

忙しすぎるビジネスパーソンたちはランチタイムに、ファミレスでドリンクバーのおかわりまで楽しんだり、行列ができる和定食店の暖簾《のれん》をくぐったりする時間的な余裕がないときもあるでしょう。

そういうときに重宝するのが、ハンバーガーや牛丼といったファストフードを提供してくれるチェーン店です。

ファストフード＝不健康な食事というのは過去の常識。ファストフードも進化しています。糖質を厳しくカットする減量期までの利用はちょっと難しいのですが、維持期なら糖質オフも十分可能なのです。

ここではファストフード店の代表であるハンバーガーチェーンと牛丼チェーンを例に取り、維持期の糖質オフをどう組み立てるかを考えてみます（登場するメニューは、いずれも２０２０年１月現在。内容は予告なく変更されることがあります）。

ハンバーガーチェーン店での狙い目

ハンバーガーチェーン店では、ランチ時などにハンバーガー、フライドポテト、コーラという定番がトリオを組んだセットメニューが人気です。けれど、この定番トリオをトータルすると糖質１００ｇほどになり、血糖値スパイクが確実に起こります。

ハンバーガーは１個で糖質30ｇ弱、たんぱく質13ｇ前後。維持期ならギリギリセーフです。それ以外に余計な糖質を摂りたくないので、サイドデッシュは糖質が多いフライドポテトではなく、野菜サラダ、飲み物は糖質ゼロのブラックコーヒーかストレートティーにしましょう。たんぱく質が足りないので、朝食か夕食で多めにたんぱく質を補給してください。

ハンバーガーチェーン店で狙い目なのは、「モスバーガー」と「フレッシュネスバーガー」。仕事場や自宅のそばにあったらラッキーです。

「モスバーガー」の一押しは、バンズの代わりにレタスでハンバーグパティを挟んだ「モスの菜摘（なつみ）モス野菜」。1食で糖質は10ｇほど。野菜不足も補えます。この糖質量なら、導入期と減量期に利用するのもアリです。

「フレッシュネスバーガー」で選びたいのは、低糖質バンズを使ったハンバーガー。糖質はハンバーガー1個で20～24ｇ程度に抑えられています。

牛丼チェーン店で選ぶべきもの

続いては牛丼チェーン店での糖質オフについて考えてみましょう。

スタンダードな牛丼は丼ご飯に甘じょっぱい汁がたっぷりかけられており、１人前で糖質量は90ｇ以上にも達します。血糖値スパイクは必至です。

牛丼チェーン店で選ぶべきなのは、丼ののせる具材（頭）だけを盛り付けた牛皿。糖質量は10ｇくらいに抑えられますから、減量期の食事にも使えそうです。

牛皿をメインの主菜に指名したら、脇を固める副菜をサイドメニューから選びます。低糖質でたんぱく質、ビタミン、ミネラル、食物繊維などの栄養素が補える野菜サラダ、お新香、冷や奴、生卵か温泉卵をプラスしてください。

牛丼チェーンにも低糖質メニューがあります。ここでは「すき家」の「牛丼ライト」と「吉野屋」の「ライザップ牛サラダ」を取り上げましょう。

「牛丼ライト」は、ご飯の代わりに豆腐を使い、キャベツやブロッコリーなどの野菜をプラスしたもの。並盛りで炭水化物は約18ｇ。糖質と食物繊維は表示されていませんが、糖質はおそらく15ｇ前後に抑えられているはず。牛肉と豆腐という２つの食材から25ｇ以上のたんぱく質が摂れるのも見逃せないメリットです。

「ライザップ牛サラダ」は、テレビＣＭでも有名なジムとコラボした低糖質・高たんぱく質メニュー。１人前で炭水化物は約17ｇ。やはり糖質と食物繊維は表示されていませんが、ブロッコリーなどの野菜も多めなので糖質はたぶん15ｇ前後でしょう。鶏肉と半熟卵がプラスされており、たんぱく質が30ｇ摂れる優秀なメニューです。

お酒との上手な付き合い方

通常の食事療法では我慢を強いられることが多いお酒（アルコール飲料）も、糖質制限では適度に楽しめます。

私のような管理栄養士の立場からいうと、お酒はカロリーばかりで栄養に乏しい「エンプティカロリー」。しかし「カラダの栄養」にはならなくても、日常の小さなストレスを解消して「心の栄養」になってくれます。食事と一緒に適量を楽しむのは構いません。

アルコールは肝臓で解毒されるために血糖値を上げる作用がありません。その間、肝臓で血糖を作る糖新生を邪魔するため、逆に血糖値が下がることもあります。飲んだ後に〆のラーメンが欲しくなるのは、飲酒で血糖値が下がっているからです。

お酒には、糖質オフ的にＮＧなものとＯＫなものがあります。

ＮＧなのは、ビール、日本酒などの醸造酒。アルコール以外にも糖質を多く含んでいます。たとえば、ビール中ジョッキには糖質15ｇ以上、日本酒1合には糖質7ｇ程度が入っています。醸造酒の例外はワイン。赤ワインならグラス1杯で糖質2ｇほどですから、1～2杯なら大丈夫です。

糖質制限の広がりとともに、糖質ゼロのビール系飲料や日本酒が登場しています。これらは糖質制限中でも飲めます。

糖質制限的にＯＫなのは、焼酎、ウイスキー、ジン、ウオツカといった蒸留酒。基本的に糖質は含まれていません。

ただし、蒸留酒を糖質が多い果汁やトニックウオーターで割るのはルール違反です。たとえば、ウオツカのノンシュガーのソーダ割りなら糖質はほぼゼロですが、オレンジジュースで割ったスクリュードライバーというカクテルにするとグラス1杯（200㎖）で20ｇ近い糖質を含んでいます。

焼酎なら水割りや緑茶割り、ウイスキーならノンシュガーのソーダで割ったハイボールで。ジンやウオツカもソーダ割りオンリーにしましょう。

表16　節度ある適切な飲酒の目安
純アルコール1日20g以内

焼酎（アルコール度数25度）　0.6合
ウイスキー、ジン、ウオツカ（アルコール度数43度）ダブル1杯
辛口ワイン（アルコール度数14度）　1／4本
缶チューハイ（アルコール度数5度）1.5缶（520mℓ）

蒸留酒はそのまま飲めば糖質ゼロですが、アルコール度数が高く内臓への負担が多いので、チェイサーの水と交互に飲むようにしてください。

糖質を含まないお酒でもやはり適量は守るべき。1日当たり純アルコール20g程度が目安です。具合的には表16の通りです。適量を守ったとしても、毎日のように飲み続けるのは御法度。週3日以上はお酒を口にしない休肝日を設けるようにしましょう。

居酒屋でお酒を楽しみながら糖質オフ

外飲みをするなら居酒屋がベスト。低糖質のメニューがアラカルトで自由に頼める居酒屋は糖質オフの味方。お酒が飲めない人はウーロン茶やノンアルコールビールなどの糖質を含まないソフトドリンクを片手に夕食に利用してみましょう。飲める人の休肝日もノンアルのソフトドリンクを相棒に活用してみてください。

手始めに前菜からオーダーします。枝豆、冷や奴、煮卵、青菜のおひたし、冷やしトマト、海藻サラダなどは、いずれも低糖質ながらたんぱく質、ビタミン、ミネラル、食物繊維の補給になります。血糖値スパイクを避ける観点からすると、とくに摂りたいのは食物繊維です。

野菜や海藻には食物繊維が豊富。枝豆や冷や奴のような大豆食品も、他の動物性のたんぱく源にはない食物繊維を含んでいます。ベジファースト、ソイファーストを合言葉に野菜や大豆食品などを前菜で先に食べておくと、血糖値の上昇が抑えられます。

主菜は、たんぱく質が多く摂れるものを優先的にオーダー。刺し身の盛り合わせ、焼き魚、蒸し鶏、焼き鶏（塩）、厚揚げ焼き、ゴーヤチャンプル、牛サイコロステーキなど、居酒屋には低糖質で高たんぱく質なメニューが勢ぞろいしています。

主菜では、唐揚げやアジフライや揚げ出し豆腐などの揚げ物は糖質過多につながります。友人と訪れたときにシェアして少量食べましょう。

餃子や小籠包のような中華系の点心は皮が麺類と同じく小麦粉で作られているので、1人前5個で20〜25gほどの糖質を含んでいます。こちらも友人とシェアして食べるようにしましょう。

それ以外で糖質過多が心配なのは、肉じゃが、ポテトサラダ、フライドポテト、コロッケ、メンチカツなどです。

居酒屋でもっとも大事なのは、最後に「〆ない」こと。〆の焼きおにぎり、お茶漬け、うどん、茶そば、焼きそばなどは、いずれも糖質過多ですから迷わずパス。〆たくなったら、鶏スープや味噌汁を頼みましょう。鶏スープや味噌汁のように出汁《だし》が効いている汁物は脳に深い満足感を与えてくれるので、〆にするには最適なのです。

「マイ間食」を用意しよう

おやつの時間帯に間食したくなるのは、糖質過多の食事で食後高血糖が起こり、反動で低血糖に陥ってしまうから。そこで甘いものを間食すると再び食後高血糖と低血糖を繰り返す悪循環にハマります。

糖質オフでは血糖値スパイクが起こらず、血糖値が安定しているので、おやつの時間帯になっても間食が欲しくなくなります。

それでも口寂しく感じたら、低糖質で栄養バランスを整えてくれる間食を食べてください。「あ〜っ、何か食べたい！」とイライラして慌てて探しても適切なものが見つからないと、スナック菓子やチョコレートといった手頃な間食に走りがち。

こうした間食は糖質過多なのでＮＧです。口寂しくなってから慌てるのではなく、糖質オフ的に合格点がもらえるマイ間食をあらかじめ見つけておきましょう。次のような食材がお薦めです。

コンビニなどでも手軽に買えるのが、おしゃぶり昆布、スルメ（あたりめ）、ビーフジャーキー、ミックスナッツなど。コンビニではおつまみコーナーにあります。

同じイカでも、食べやすく加工されたさきイカなどは甘く味付けされていることがありますから、袋の栄養成分表示で糖質量を確認しましょう。ミックスナッツは塩分を加えず、シンプルに素焼きにしているものを選んでください。

これらはいずれも噛み応えがあり、咀嚼をしているうちに脳が満足して空腹や口寂しさを感じにくくなります。おしゃぶり昆布やミックスナッツからはミネラル、スルメやビーフジャーキーからはたんぱく質も補えます。

次にお薦めしたいのは、良質なたんぱく質と脂質が摂れるもの。たんぱく質と脂質は食欲を抑えるホルモンを分泌する働きがあるからです。

たんぱく質と脂質が摂れる代表選手は、卵とチーズ。

私が好きでよく食べているのは、うずらの卵。水煮がコンビニなどで手に入ります。殻を剥かずにそのまま食べられるのがメリット。同じようにそのまま食べられる煮卵でもいいでしょう。殻を剥くのが面倒でなければ、ゆで卵や温泉卵もアリです。

チーズはプロセスチーズではなく、カマンベールチーズやチェダーチーズなどのナチュラルチーズを選ぶようにしてください。プロセスチーズに含まれる乳化剤が健康維持に関わる腸内環境を乱す恐れがあるからです（197ページ参照）。

超・カンタン自炊術

コンビニでお惣菜を何品も買ったり、定食店で追加料金を支払って小鉢をオーダーしたり、ファストフード店であえておトクなセットメニューをパスしたり……。外食で糖質オフの工夫に励むと、出費が増えてきます。

いくら効果があっても、高コストだと長続きしないもの。そこで低コストで糖質オフが続けやすい自炊をマスターしてください。

自炊といっても、温泉旅館の食事のようなフルコースを作る必要はありません。これから、料理初心者でも気軽に取り組める超・簡単な自炊術をお伝えします。

いずれも一品で主菜と副菜を兼ねており、糖質の摂取もほぼゼロに抑えられますから、減量期までの食事にお薦め。維持期なら、中くらいのおにぎり１個か、６枚切りのパン１枚などがプラスできます。

何よりも簡単で入門編として最適なのは、野菜の冷凍食品（冷食）を活用すること。

野菜は毎日たっぷり食べたいものですが、洗ったり、刻んだりといった下準備が求められます。ある食品メーカーが、大人に野菜を食べない理由を尋ねたアンケートでは、第１位が「調理をする時間がない」、第2位が「調理をするのが面倒だから」でした（「カゴメ野菜定点調査２０１９」）。冷食なら調理の時間も手間も省けて、野菜がさっと食卓に並べられます。

低糖質で栄養価の高い緑黄色野菜の冷食にはブロッコリー、ホウレンソウ、アスパラガス、インゲンなどがあります。下茹でしてあるタイプなら、そのまま使えます。

たんぱく質が摂れる冷食のおかずは、チキンナゲットやコロッケのように糖質が多いものが少なくありません。唯一の例外は、エビやイカといった海の幸を取り合わせたシーフードミックス。冷食以外では、カットしてある豚肉や牛肉の細切れ肉が便利です。

調理には電子レンジを活用します。

初めにレンジで使用できる耐熱皿に、冷食の緑黄色野菜を重ならないように敷きます。数種類を組み合わせると栄養バランスがうんと整います。その上から、冷食のシーフードミックス（解凍しておく）や細切れ肉をやはり重ならないように置きます。

ラップをふんわりかけたら、スイッチオン。火が通るまで加熱します。とくに細切れ肉は色が変わるまでしっかり加熱するようにしてください。

火が通ったら、塩、コショウ、オリーブオイル、アマニ油、醤油、マヨネーズなどで好きな味付けに仕上げます。

この方法ならまな板も包丁も不要で後片付けも簡単。一度試してみてください。

フライパンと土鍋を上手に使う

次はほんのちょっとだけ進化したやり方。蓋付きのフライパンを使います。

フライパンは直径26㎝くらいが使いやすいでしょう。少し深めだと対応できる調理の幅が広がります。フッ素樹脂加工のフライパンならこびり付きにくいので、食後の後片付けもラクになります。

フライパン料理でお薦めなのは、野菜キノコ炒めと包まないオムレツ。どちらも、包丁もまな板も使わないで調理ができます。

野菜キノコ炒めの材料は、コンビニでもスーパーでも手に入るカット野菜とパック入りのキノコ。シメジや舞茸なら、手でほぐすだけで使えます。たんぱく源は、細切れ肉、ロースハム、ツナ缶・サバ缶（いずれも水煮）など。

作り方はシンプル。フライパンに少量のオリーブオイルを引いて温めたら、カット野菜とキノコを入れて炒めます。しんなりしてきたら、細切れ肉などのたんぱく源を投入して食材に火が通るまで炒めます。あとは皿に盛り付け、電子レンジのときと同じように好きな調味料で好みの味に仕上げます。

包まないオムレツは、全卵2~3個をよく溶いて卵液を作ったら、オリーブオイルを引いて熱したフライパンに流し入れます。そこへカット野菜、キノコ、たんぱく源の具材をオン。蓋をしたら火加減を調整しながら全体を蒸し煮にします。皿に盛り付けて塩コショウをして、糖質オフのケチャップやマスタードをかけると美味しく食べられます。こちらも糖質がほぼゼロで仕上げられます。

最後は土鍋を使う方法です。深めのフライパンなら土鍋の代わりになります。土鍋で作るのは、もちろん鍋料理。肉類、魚介類、豆腐、野菜、キノコ類、海藻類と低糖質なものなら何でも入れられます。

白滝は糖質ゼロなのでOKですが、「マロニーちゃん」の商品名で知られるでんぷん麺は似て非なるもの。糖質過多なので控えましょう。

糖質オフの鍋には、鶏肉の水炊き、白身魚のちり鍋、薄切りの豚肉や牛肉を使ったしゃぶしゃぶや寄せ鍋などがあります。鍋は多めに作っておくと何回か食べられます。

市販の鍋の素には糖質が多く含まれています。味付けは砂糖やミリンなどの糖質を控えて出汁、醤油、塩などであっさり味に仕上げてください。パンチが欲しいときは、キムチを入れたキムチ鍋をどうぞ。

〆にうどんや中華麺を入れたり、ご飯を入れて雑炊を作ったりすると糖質過多になってしまいます。どうしても〆たくなったら、家族や友人とシェアして少量食べましょう。

暑くて鍋を食べる気になれない季節は、冷しゃぶにしてください。

通常のしゃぶしゃぶと同じように薄切り肉をしゃぶしゃぶしたら、冷ましておきます。皿に千切ったレタスやキャベツ、ベビーリーフ、薄切りにしたトマトなどの生野菜を盛り付け、そこへ冷めた薄切り肉をのせたら、糖質オフのポン酢しょうゆを回しかけて食べましょう。

自然災害に備えてストックしておきたいもの

地球温暖化による気象変動などにより、台風や水害などの自然災害に見舞われるリスクが年々高くなっています。そして日本列島では大地震はいつ、どこで起こっても何の不思議もありません。これらに対する日頃からの備えがますます大切になっています。

自然災害で電気、ガス、水道などのライフラインが断たれてしまい、コンビニやスーパーの営業がストップしてしまうと真っ先に困るのは食事。食べることはすべての基本ですから、体調を崩さないためにも最低限のストックはしておきたいものです。

ストックしたいのはとりあえず3日分。災害発生時から3日間（72時間）は人命救助が優先されるため、食べ物を始めとする支援物質が行き届かない可能性があるからです。

避難所へ出向くのではなく、自宅で避難する在宅避難が求められるケースもあります。その際はなるべく援助物質に頼らず、食べ物を用意することが求められます。

初めに確保すべきなのは、飲み水。飲み水は1人1日3ℓ。3日分で9ℓ、3人家族なら27ℓです。2ℓのミネラルウオーターなら14本。

買い置きしたまま放置して賞味期限が過ぎたりしないように、消費しながらその分を新たに買い足す「ローリングストック」を心掛けてください（水以外の食品でも同じです）。

続いて食料。非常時に備えて食品をストックしていても、その中身は乾パン、お湯か水を注ぐだけで食べられるアルファ米、餅、インスタントラーメン、カップ麺といった糖質ばかりになっていませんか？　避難所でも最初に配られる食事はおにぎりやパンといった糖質主体のものが多いようです。

出るに出られず、自宅や避難所でじっとしていると、エネルギー源としての糖質はあまり必要ありません。それなのに糖質過多の食事をすると血糖値スパイクが起こりますし、糖質の代謝に大量のビタミンとミネラルが使われるので、ビタミン、ミネラルの不足による体調不良を起こしやすくなります。

食料で非常時に何よりも欠かさないようにしたいのは、たんぱく質、ビタミン、ミネラル。いずれも体内で作り出せないため、食事が満足に摂れないと足りなくなり、体調不良に直結する恐れがあるのです。

避難所も、たんぱく質、ビタミン、ミネラルが補える食事が提供されるようになるまでにある程度の時間を要します。そこで自衛策としてサプリメントを備蓄しましょう。

たんぱく質のサプリは粉末状の「プロテイン」、ビタミンとミネラルはまとめて摂れる「マルチビタミン」「マルチミネラル」が便利です。糖質オフでよく使うツナ缶やサバ缶は、災害時も貴重なたんぱく源、脂質源となってくれます。

アメリカの災害時の緊急避難に関するガイドブックとして著名な『The Beneficiary

Book: A Family Information Organizer』という本のサバイバルキットのチェックリストでは、「水と食料の備蓄」の項目でプロテイン、「救急箱と薬品」の項目にはビタミンがリストアップされています。そして著者は「緊急時に完璧な食材といえば、たっぷりの食事と同等のカロリーと栄養が詰まった一錠の錠剤だろう」と付記しています。

乾物や発酵食品などの日本の伝統的な保存食は、非常時にも役立ちます。

高野豆腐、湯葉、麩、カツオ節、フリーズドライの納豆などは、たんぱく源となります。海苔、わかめ、ひじき、切り干し大根、桜えび、じゃこ、ぬか漬け、梅干しなどは、ビタミンやミネラルの供給源となります。

いつもの味が味わえると、災害でストレスを受けた心がホッと和みます。あわせてフリーズドライの味噌汁や低糖質のカップ麺を用意。味噌汁やカップ麺に海苔やわかめをトッピングすると、それだけでも栄養バランスが整います。

もっとも摂りにくいのは野菜です。野菜が足りないと、食物繊維も足りなくなり、便秘をして体調がさらに悪くなります。

自宅が停電してしまった、または停電の可能性が高いときは、冷蔵庫に入っている野菜を片っ端から細かく刻み、密閉できる保存袋に入れて塩と酢を入れてもみ込み、即席の漬け物を作っておきましょう。常温でも3日間はもって野菜の供給源となります。

災害時にぶっつけ本番で試すのではなく、一度事前に作ってみてください。

他にも用意したいもの

食事絡みで他にも用意したいのは、カセットコンロとカセットボンベ、紙皿とアルミホイルと食品用ラップとポリ袋、そして歯ブラシとマウスウォッシュ（液体歯磨き）です。非常持ち出し袋に、食品とともに入れておいてください。

カセットコンロとカセットボンベは、ガスの供給が止まったときに大活躍。お湯が沸かせて温かいものが食べられると誰しもホッとするものです。カセットボンベは1本でおよそ1時間使用できます。念のために10本ほど常備しましょう。

紙皿とアルミホイルとラップは、食器が洗えない環境下で重宝します。紙皿にホイルやラップを被《かぶ》せて使えば、ホイルやラップを捨てるだけで紙皿が再利用できます。

この他、ホームセンターなどで手に入る加熱可能なポリ袋もあると便利です。使い方は、次の通りです。

【加熱可能なポリ袋の使い方】

①ポリ袋に材料と調味料を入れる。

②空気が入らないようにねじり上げて袋の口を堅く結ぶ。

③水を張った鍋にポリ袋を入れてから火にかける。

④ポリ袋の口が鍋の外に出ないように気をつけて蓋をする。

⑤茹で終わったら、トングや菜箸ですくいあげ、結び目の下をカットして中身を皿に盛る。

食事をしたら、歯磨きを忘れずに。おにぎりやパンといった糖質過多の食事では、口のなかに潜む歯周病菌や虫歯菌などの活動が活発になってしまいます。高齢者が口のなかを清潔にできないと、誤嚥性肺炎が起こりやすくなります。

とはいえ水が貴重品になっている状況では、いつものように歯磨き粉を歯ブラシにつけて歯を磨いて、水で何度もすすぐことはできません。

そこでマウスウォッシュで20〜30秒ほど口全体をすすいでから、歯ブラシで丁寧にブラッシングします。最後に軽く水を含んで吐き出して、ブラッシングで掻き出した歯垢や細菌を排出してください。

第5章

糖質過多が万病を招く

糖質過多の食生活を続けていると血糖値スパイクが起こり、カラダの内側から酸化と糖化のダブルパンチを受けてしまいます。その結果、さまざまな生活習慣病が起こったり、老化が進んだりします。

この章では、糖質過多で起こる万病について解説しましょう。

肥満についての誤解

糖質過多で最初に起こるのは、肥満です。

肥満とは単に体重が重たいことではなく、余分な体脂肪が溜まりすぎた状態。体脂肪は、脂肪細胞に中性脂肪として蓄えられています。

日本に肥満の人はどのくらいいるのでしょうか。

厚生労働省が毎年行っている「国民健康・栄養調査」によると、成人男性の約3割、成人女性の約2割が肥満。男性の3人に1人、女性の5人に1人は肥満なのです。

男性でも女性でも、歳を重ねるにつれて肥満の人の割合は増える傾向があります。男性でもっとも肥満の割合が多いのは50〜59歳、次に多いのは40〜49歳。女性でもっとも肥満の割合が多いのは70歳以上、次に多いのは60～69歳となっています。

すでに触れたように、肥満は体脂肪が溜まりすぎた状態ですが、体脂肪の蓄積度を正確に知るのは難しいため、通常は身長と体重から割り出すＢＭＩで判定します。前述のようにＢＭＩ＝体重（kg）÷（身長×身長）（m）。日本肥満学会では、ＢＭＩ25以上を肥満としています。

肥満かどうかを決めているのは、食事からの摂取カロリーと運動などによる消費カロリーのバランス。摂取カロリーが消費カロリーを上回ると、エネルギー収支が黒字になってカロリーが余り、余ったカロリーは体脂肪となって溜まります。

運動などで消費カロリーを増やすのは大変。そこで多くの人はカロリーを抑えるダイエットで痩せようとします。

カロリーになるのは、糖質、脂質、たんぱく質の３大栄養素。このうち、たんぱく質はカラダを作る役割がありますから、ダイエット中でも減らすのは禁物。すると糖質を制限するか、脂質を制限するかの二者択一になります。

糖質を減らすべきか、それとも脂質を減らすべきか。その二択に迫られたとき、これまで多くの人は脂質を減らす選択をしてきました。なぜなら、糖質と脂質では、1g当たりのカロリーに大きな差があるからです。

糖質の1g当たりのカロリーは4kcal。一方の脂質の1g当たりのカロリーは9kcalです。脂質は糖質の2倍以上も高カロリーなので、脂質を減らした方が効率的にダイエットできると多くの人は考えてしまうのです。

しかし実際は、糖質を減らした方が効率的にダイエットできます。理由は2つあります。

第一に糖質を減らすと、肥満をもたらす「肥満ホルモン」の分泌が抑えられるから。その肥満ホルモンとは、他ならぬインスリン。糖質を一度にたくさん摂って血糖値が上がると、血糖値を下げるために出てくるホルモンです。

インスリンは細胞に血糖を取り込ませる一方、脂肪細胞でつねに行われている体脂肪の分解を抑えて、体脂肪の合成を促します。だから肥満ホルモンなのです。

糖質を抑えると、肥満ホルモンであるインスリンの分泌が抑えられるので、痩せやすくなります。

糖質を減らすとダイエットできる第二の理由は、体脂肪の原料がなくなるから。

体脂肪の正体は中性脂肪。中性脂肪は、脂肪酸とグリセロールからなります。食事から摂る脂質の大半は、中性脂肪。食べた中性脂肪は、消化と吸収のプロセスで脂肪酸とグリセロールに分解されます。

このうち脂肪細胞になかに入れるのは、脂肪酸だけ。グリセロールは門前払いされてしまい、脂肪細胞のなかに入ることはできません（グリセロールは、肝臓や腎臓で糖質や中性脂肪に変えられます）。

脂肪酸だけでは、中性脂肪は合成できません。ここで助っ人役を買って出るのが、血糖。血糖はインスリンの働きで中性脂肪に入り、グリセロールに変わり、脂肪酸と合体して中性脂肪となります。

脂質を摂っても、糖質を抑えていると中性脂肪は合成されにくいのです。

危険なタイプの肥満

肥満は、無駄な体脂肪が溜まる場所により、大きく２つのタイプに分けられます。それが、洋ナシ型肥満とリンゴ型肥満です。

洋ナシ型肥満は、皮下脂肪の溜まりすぎで起こるもの。皮下脂肪とは、皮膚の下に広がる脂肪細胞に体脂肪が溜まったものです。

皮下脂肪は下半身に多いため、いわゆる下半身デブに陥りやすくなります。シルエットが洋ナシに似ているため、洋ナシ型肥満と呼ばれます。

リンゴ型肥満は、内臓脂肪の溜まりすぎで起こります。内臓脂肪とは、お腹のなかにある脂肪細胞に体脂肪が溜まったもの。

お腹がポッコリ出てきて、そのシルエットがリンゴに似ているため、リンゴ型肥満と呼ばれています。

一般的に日本人は皮下脂肪を溜めるのが苦手なため、欧米人やアフリカ人などと比べると内臓脂肪が溜まりやすく、リンゴ型肥満になりやすい傾向があります。

女性は例外的に皮下脂肪を溜めるのが得意で洋ナシ型肥満になりやすいのですが、閉経後は男性と同じくリンゴ型肥満になりやすくなります。

女性ホルモンは、妊娠と出産に備えた子宮などを守るために、皮下脂肪を誘導しやすい性質があります。だから女性には洋ナシ型肥満が多いのですが、閉経するとこの女性ホルモンが大きく減るため、リンゴ型肥満が多くなるのです。

洋ナシ型肥満とリンゴ型肥満を比べると、リンゴ型肥満の方が健康を害しやすいというデメリットがあります。メタボリックシンドロームに罹りやすいのです。

メタボリックシンドロームとは、リンゴ型肥満（内臓脂肪型肥満）があり、血糖、血圧、脂質代謝のうちの２つ以上の異常が重なったもの。メタボは、動脈硬化のリスクを高めてしまいます。

動脈硬化とは、心臓から末梢に血液を運ぶ動脈の柔軟性がなくなり、内腔が狭くなって血の塊である血栓が詰まりやすくなった状態です。血管が心臓で詰まると心臓病、脳で詰まると脳卒中を起こします。

日本人の死因の２位は心臓病、４位は脳卒中です。死因の１位はがんですが、洋ナシ型もリンゴ型も含めた肥満は、がんのファクターでもあります。つまり死因のトップ３すべてに、何らかの形で肥満が関わっているのです。

ヘソの高さで輪切りにした内臓脂肪の面積が１００㎠以上だと、内臓脂肪が溜まりすぎたリンゴ型肥満と判定されます。

表17　リンゴ型肥満（内臓脂肪型肥満）の基準

腹囲が男性85cm以上、女性90cm以上

内臓脂肪の面積を測るには、ＣＴ（コンピュータ断層撮影）を受ける必要があり、判定に時間とお金がかかります。そこで簡易的にヘソの高さで測る腹囲でリンゴ型肥満の有無を判定します。その基準は上記の通りです（表17）。

日本では２００８年から、生活習慣病予防のために、40～74歳の公的医療保険加入者全員を対象とした特定健診・特定保健指導がスタートしました。通称メタボ健診です。

男性で腹囲85㎝以上、女性で90㎝以上を内臓脂肪型肥満と推定し、血糖、血圧、脂質代謝の値をチェックして、このうち２つ以上異常があるとメタボ、１つだけ異常があるとメタボ予備群と判定。判定された人には特定保健指導が行われます（表18）。

内臓脂肪の溜まりすぎはなぜ悪いのでしょうか。

脂肪細胞は体脂肪を溜める単なるタンクではなく、ホルモンのような働きをする物質を分泌しています。これを「アディポサイトカイン」と呼びます。

表18　メタボリックシンドロームの診断基準

腹囲：男性で85cm、女性で90cm以上
血圧：収縮時血圧130mmHg以上かつ／または、拡張時血圧85mmHg以上
血糖：空腹時血糖値110mg/dℓ以上
脂質：中性脂肪値150mg/dℓ以上かつ／または、HDL（善玉コレステロール）40mg/dℓ未満

アディポサイトカインには、善玉と悪玉があります。

善玉の代表は、糖尿病や動脈硬化を抑えるアディポネクチン。悪玉には、インスリンの効き目を悪くして血糖値を上げるＴＮＦ－α、血圧を上げるアンジオテンシノーゲン、血管中で血栓を作りやすくするＰＡＩ－１などがあります。

内臓脂肪が溜まりすぎると、善玉が減って悪玉が増えるため、動脈硬化のリスクが高まります。痩せるときには、皮下脂肪よりも先に内臓脂肪が減りやすいという性質があるため、糖質を減らして痩せると内臓脂肪が減り、メタボ予防に役立ちます。

糖質過多から起こる病気①：糖尿病とその合併症

この章の後半からは、肥満以外に糖質過多が招く恐ろしい病気の話をします。初めに登場するのは、糖尿病です。

平成28年の調査では、日本では糖尿病の患者数は約１０００万

人に達すると推定されています。予備群も約１０００万人と推定されており、あわせると成人男性の約３割、成人女性の約２割に達しています。まさしく国民病です。

改めて定義すると、糖尿病とは、インスリンの効き目が悪くなり、血糖値が高くなりすぎる病気です。血糖値が高くなりすぎると、尿からも血糖が出てくるため、糖尿病という名前が付けられました。

糖尿病には、１型糖尿病と２型糖尿病があります。

１型糖尿病は、免疫の異常などにより、すい臓でインスリンを分泌する細胞が死んでしまって生じるもの。２型糖尿病は、遺伝的なバックグランドがあり、そこに糖質過多や運動不足といった悪しき生活習慣が加わって起こるもの。日本人の糖尿病の95％以上は２型であり、本書でもとくに断らない限り、糖尿病＝２型糖尿病として話を進めています。

糖質過多で糖尿病が生じるプロセスは次の通り。

糖質を多く摂って血糖値が上がると、それを下げるためにインスリンが大量に出てきます。すると、肥満ホルモンであるインスリンにより、体脂肪の合成が進んで肥満が進行。肥満になるとインスリンの効き目が落ちます。

インスリンの効き目が落ちると、それを量でカバーしようとすい臓はより多くのインスリンを分泌しようとします。

このような生活を長年続けていると、やがてインスリンを分泌するすい臓の細胞がダウン。それによってインスリンの分泌が減り、インスリンの効き目も回復しないと、血糖値が上がったままで下がりにくくなり、糖尿病が起こります。

日本人は太らなくても、糖尿病になる人が大勢います。

日本人は欧米人などと比べると、すい臓のインスリンを分泌する力が弱いという弱点があります。このためインスリンの作用で過度に太りすぎることはありませんが、インスリンで血糖値を下げる力がもともと足りないため、糖尿病になりやすいのです。

世界的に見ると、糖尿病は太った人が罹る病気ですが、日本はその例外。太らなくても罹りやすいのです。日本人の２型糖尿病の発症時の平均ＢＭＩは24～25です。

日本に病的な肥満が少ないのは、肥満ホルモンとして働くインスリンの分泌力が低いためです。アメリカを旅するとしばしば目にするような、極度に太った人を日本で見かける機会はほとんどありません。

そもそも日本ではＢＭＩ25以上が肥満ですが、世界保健機関（ＷＨＯ）の定義ではＢＭＩ30以上が肥満。アメリカでも同じくＢＭＩ30以上が肥満であり、人口の40％近くがそれに相当しています。その一因は、インスリンがたくさん出せることなのです。

欧米人の糖尿病発症時の平均ＢＭＩは32であり、かなりの肥満です。

糖尿病の原因は糖質過多ですが、なかでも女性はご飯の食べすぎに気をつけましょう。

国立がん研究センターが45～74歳の男女約６万人を５年間追跡調査した次のような研究があります。

この研究では、女性でご飯の摂取量と糖尿病発症のリスクに関わりがありました。その結果、ご飯の摂取がもっとも少ないグループに比べて、１日３杯食べると糖尿病発症リスクが１・48倍、１日４杯以上だと１・65倍に達していたのです（American Journal of Clinical Nutrition 2010(92)1468–77）。この研究では、同じ糖質なのに、パンや麺類ではご飯のような傾向は見受けられませんでした。

「シ・メ・ジ」「エ・ノ・キ」とは？

糖尿病で怖いのは、何よりもそれに伴って生じる合併症。大きく3つあり、3大合併症と呼ばれています。

３大合併症は、その頭文字から「シ・メ・ジ」と称されます。

「シ」＝神経障害（糖尿病神経障害）。発症してから5年後以降に出てきます。神経障害は、神経と、神経につながる細い血管がダメージを受けて起こります。細い手足などの末梢で始まり、手よりも足から起こりやすいという特徴があります。

「メ」＝目の網膜症（糖尿病網膜症）。発症してから数年から10年後以降に出てきます。網膜症では、目のフィルムにあたる網膜がダメージを受けます。最終的に網膜が剥離すると視力を失い、失明に至るケースもあります。日本では網膜症によって毎年３０００人以上が失明しており、日本人の失明原因の3位になっています（1位は緑内障、２位は網膜色素変性症です）。

「ジ」＝腎症（糖尿病腎症）。発症してから5年後以降に出てきます。

腎症では、腎臓で血液をろ過している糸球体という毛細血管の固まりが、糖尿病でダメージを受けて生じます。進行すると、糸球体のろ過機能が失われてしまい、人工透析療法が必要になります。腎症で毎年新たに1万6000人以上が人工透析を開始しています。

3大合併症はいずれも毛細血管などの細い血管がダメージを受けて生じます。それに対して動脈などの太い血管がダメージを受けて生じる合併症もあります。それは頭文字から「エ・ノ・キ」と呼ばれています。

「エ」＝足の壊疽《えそ》。背景にあるのは、前述の神経障害。神経に障害があると、足の小さな傷や細菌の感染に気づくのが遅れます。

糖尿病だと免疫力も落ちて、傷や細菌感染がひどくなりやすく、壊疽が起こって足を切断せざるを得ないこともあります。年間3000人以上が、糖尿病の悪化で足の切断を余儀なくされているそうです。

「ノ」＝脳梗塞などの脳卒中。糖尿病だと動脈硬化が進みやすく、脳の動脈が詰まると脳卒中を起こします。糖尿病患者が脳梗塞を起こすリスクはそうでない人の2～4倍です。

「キ」＝狭心症や心筋梗塞などの心臓病。こちらも動脈硬化の進行で起こりやすく、糖尿病患者が心筋梗塞を起こすリスクはそうでない人の3倍以上とされます。

糖質過多から起こる病気②：がん

日本人の2人に1人は生涯に1度はがんになり、3人に1人はがんで亡くなります。がんはもっとも身近な病気の一つであり、日本人の死因の第1位です。

このがんも、糖質過多とそれによる糖尿病と深く関わっているようです。

がんには、細菌やウイルスの感染による感染症型と、悪しき生活習慣による生活習慣病型の2つがあります。このうち糖質過多とそれによる糖尿病が関わるのは後者。すい臓がん、肝臓がん、大腸がんの3つがそれにあたります。

2017年のがんによる死亡率が多い部位は男女合計で、肺がん、大腸がん、胃がん、すい臓がん、肝臓がんの順番。糖尿病患者の死因の第1位もがんであり、部位別では、肺がん、大腸がん、すい臓がんなどが多くなっています。

国立がん研究センターが、40〜69歳の男女およそ10万人を10年以上追跡調査した研究では、その間に男性3907人、女性2555人が何らかのがんに罹りました。そして糖尿病に罹ったことが「ある」か「ない」かで比べると、糖尿病に罹ったことが「ある」人は、そうでない人と比べて何らかのがんになる危険性が男性で1・27倍、女性で1・21倍高くなっていました。男性では肝臓がん、腎臓がん、すい臓がん、女性では卵巣がん、肝臓がん、胃がんでその傾向が顕著でした（Arch Intern Med. 2006年、166巻 1871–1877ページ）。

なぜ糖質過多とそれによる糖尿病があると、がんに罹りやすいのでしょうか。

明確な答えが出ている段階ではありませんが、次のような仮説が考えられます。

がんは、正常な細胞の遺伝子が傷つくことが発端。高血糖による糖化と酸化のストレスは遺伝子の損傷を誘発し、がんのきっかけを作ります。

そしてがん細胞は血糖を好むという性質があります。このため高血糖が続くと、がん細胞は成長しやすくなります。

加えて糖質過多で分泌されるインスリンには細胞を成長させる働きがあります。正常な細胞と同じように、がん細胞も成長させてしまうため、がんのリスクは上がるのです。

糖質過多から起こる病気③：認知症

超高齢化社会を迎えた日本の大きな課題が、認知症の増加。認知症は加齢とともに増える病気であり、日本では65歳以上の高齢者の7人に1人が認知症患者とされます。その割合は、2025年には5人に1人に増えると見込まれます。

日本人の認知症患者の50〜60%はアルツハイマー型認知症。その他、レビー小体型認知症が約20%、脳の血管が詰まって起こる脳血管性認知症が約15%を占めています。以上が3大認知症であり、認知症全体の85〜95%を占めます。

このうち糖質過多による糖尿病との関わりが疑われるのは、アルツハイマー型認知症。これはアルツハイマー病から起こる認知症です。

アルツハイマー病は「アミロイドβ」や「タウ」といった異常なたんぱく質が脳内に徐々に溜まり、正常な神経細胞の機能を損なって生じます。

九州大学医学部の「久山町研究」では、「耐糖能異常（IGT）」がある糖尿病とその予備群はアルツハイマー病の発症リスクが約2・5倍になっていました。オランダで行われた「ロッテルダム研究」でも、高齢の糖尿病患者がアルツハイマー病になる確率はそうでない人の約2倍に達していました。

糖尿病だとなぜアルツハイマー病になりやすいのでしょうか。

はっきりした理由がわかったわけではありませんが、現時点では2つのメカニズムが関わっていると考えられます。

ひとつ目のメカニズムは、インスリンを介したもの。

糖質過多だと分泌されるインスリンが増えます。インスリンは脳にも働いており、脳で不要になったインスリンは、「インスリン分解酵素（IDE）」で分解されます。

IDEには、アルツハイマー病の発病に関わっているアミロイドβを分解する働きもあります。糖質過多でインスリンがいつも出すぎていると、IDEはその分解で手一杯となり、アミロイドβの分解が滞ってしまいます。それがアルツハイマー病の引き金となるらしいのです。

ふたつ目のメカニズムは、高血糖で生じる悪玉物質AGEsを介したもの。AGEsが脳の血管にある受容体にキャッチされると酸化や炎症が起こり、それがアミロイドβの分解を抑えて凝集を促しているのではないかという仮説があるのです。

アルツハイマー型に限らず、認知症の前段階として注目されているものに「軽度認知障害（MCI）」があります。

軽度認知障害は、認知症と正常の中間。物忘れがおもな症状であり、日常生活に大きな影響があるわけではありません。

しかし軽度認知障害を放っておくと認知症に進行しやすくなります。イギリスの研究チームがおよそ1万6000人を対象に調査した結果、軽度認知障害と糖尿病を併発する患者は、そうでない人と比べて認知症になる割合が65％高かったそうです。

認知症予防のためにも、早めに糖質過多の生活を脱するべきなのです。

糖質過多から起こる病気④：歯周病

糖質が多い食事を続けていると、歯周病のリスクも高まります。日本人の30代以上の3人に2人が歯周病といわれています。

歯周病とは、歯周病菌という細菌の感染で慢性的な炎症が起こるもの。進行すると歯とハグキ（歯肉）の境目が深くなり、歯周病菌の作用で歯を支える骨が溶けると歯を失うこともあります。

朝起きたときに口がネバネバする、歯を磨くと出血する、口臭が気になる、ハグキが下がって歯が長くなった気がする……といった自覚症状があると、歯周病の恐れがあります。早めに歯科医を受診しましょう。

歯周病は口のなかだけではなく、ほぼ全身に作用しています。歯周病菌は、血管や脳のなかからも見つかっているのです。

血管に潜む歯周病菌は、動脈硬化を悪化させる物質を出します。脳に潜む歯周病菌も同じように動脈硬化を悪化させるため、脳の血管が詰まる脳梗塞を起こしやすくなります。歯周病患者が脳梗塞になるリスクは、そうでない人の約3倍になるとされます。

なぜ糖質過多の食事が歯周病を招くのでしょうか。詳しく解説しましょう。

歯周病菌のエサとなるのは、糖質。そして血糖値が高くなると、唾液の分泌量が下がり、唾液で口のなかを殺菌する力が落ちます。唾液自体の糖度も高くなり、それがエサとなって歯周病菌も繁殖しやすくなります。

血糖値が高いとハグキの細い血管がダメージを受けてしまい、血中の免疫細胞の働きが下がり、歯周病菌が繁殖しやすくなります。高血糖だとハグキの組織を作っているコラーゲンというたんぱく質が劣化して、歯周病菌に壊された部分のリカバリーがうまくいかなくなり、歯周病の進行にブレーキがかからなくなります。

歯周病になると血糖コントロールも悪くなります。

口のなかで歯周病菌による慢性的な炎症が起こると、免疫細胞からサイトカインと呼ばれる物質が分泌されます。このサイトカインは、血糖値を下げるインスリンの効き目を悪くする働きがあるため、血糖値が高くなり、高血糖——→歯周病の悪化——→高血糖……という悪循環にハマる恐れがあります。高血糖と歯周病は相互関係にあるため、「歯周病は糖尿病の7番目の合併症」ともいわれています。

歯周病を防ぐには、糖質オフによる血糖コントロールが有効。ハグキのコラーゲンを丈夫に保つために、たんぱく質、ビタミンC、鉄などを摂ることも有効です。ハグキの粘膜を丈夫にするためには、亜鉛、ビタミンA、ビタミンB群の摂取もお勧め。亜鉛は、唾液の質を高めて歯周病菌に対するブロック機能を高めてくれます。

第6章

新・栄養ピラミッド

「新・栄養ピラミッド」とは

食事というと真っ先にカロリーが気になりますが、カロリー以上に大事にしてもらいたいのが栄養バランス。栄養摂取に偏りがあり、摂りすぎの栄養素と足りない栄養素があると、太っていなくても生活習慣病に罹りやすくなります。

飽食の時代といわれて久しいので、意外に思われるかもしれませんが、日本人には必要な栄養素が足りていない人が少なくありません。

なぜなら、「はじめに」で触れたように、カロリーばかりで栄養価の低いエンプティカロリーの摂取が増えているため。ファストフード、加工食品、お菓子、清涼飲料水などがその代表です。

では、どのように栄養バランスが取れた食事を組み立てたらいいのでしょうか。

栄養バランスと適切なカロリー摂取を両立させるために、2005年に厚生労働省と農林水産省では共同で「食事バランスガイド」を策定しています。これはコマを使って「何をどれだけ食べたらよいか」をイラストで示したものですが、このガイドラインは2つの欠点があります。

第一に複雑すぎること。あまりに複雑なので、私たち管理栄養士も、栄養指導の現場で使うことはほとんどありません。

第二にこのガイダンス通りに食べれば、健康になれるという証拠がないこと。このガイドラインが示しているのは、いまの日本人の平均的な食事。したがって糖質過多になり、血糖値スパイクを起こしやすいという弱点があります。

そこで私が使っているのは、食品と栄養素を7つのグループに分けて、それをピラミッド状に配置した栄養バランスのガイダンス（図3、170ページ）。名付けて「新・栄養ピラミッド」。アメリカでかつて使われた「ヘルシーフードピラミッド」のリニューアル版であり、糖質オフの食生活を組み立てるにも最適です。これまでの復習も兼ねて、その概略を説明しましょう。

図3　新・栄養ピラミッド

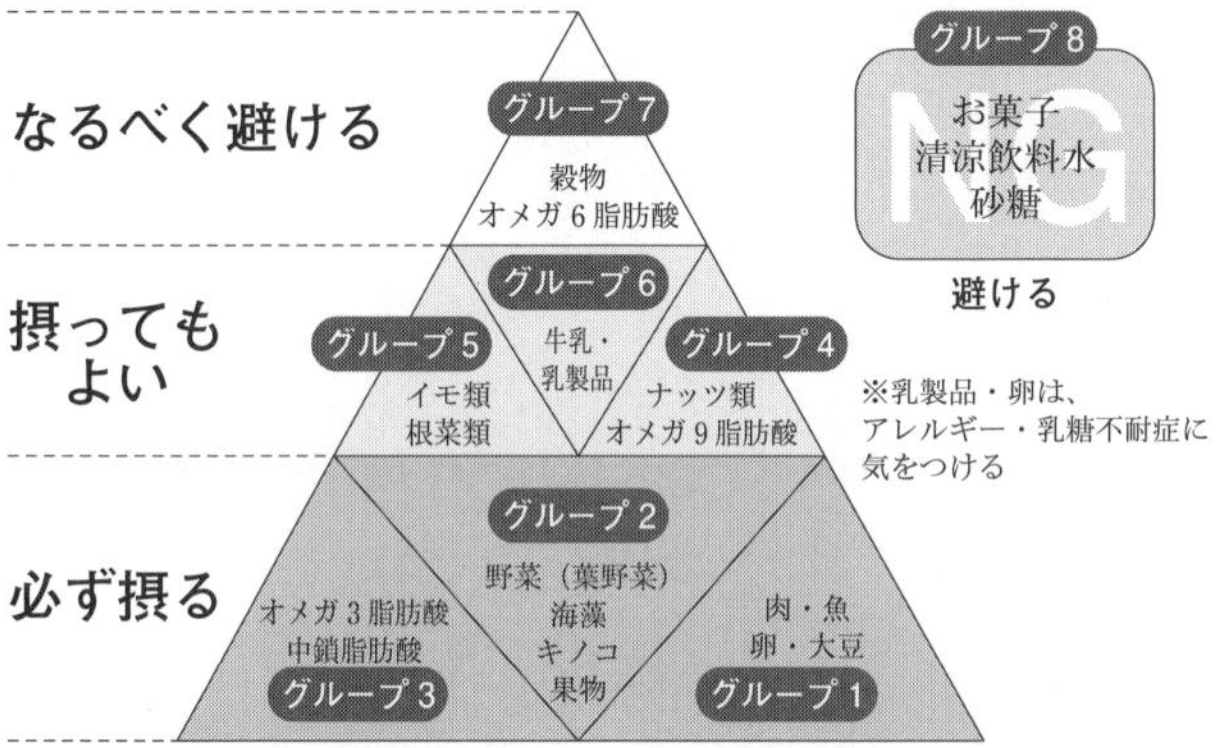

©JFDA 日本ファンクショナルダイエット協会

ピラミッドの土台 ──→ 毎日必ず摂るべきグループ

私たちが毎日必ず摂るべきなのは、ピラミッドの土台となるグループ１～３。それは次の通りです。

グループ１　肉類、魚介類、卵、大豆・大豆食品

グループ１は、たんぱく質の主要な供給源。これらのたんぱく源には脂質（脂肪酸）も含まれています。たんぱく源によって含まれる脂肪酸の性質は変わります。一つのたんぱく源に偏らず、１日でそれぞれを最低１回摂るようにするといいでしょう。卵にアレルギーや過敏症状が出ている人は控えるようにしてください。

グループ２　野菜（根菜を除く）、海藻類、キノコ類、果物

グループ１と同じか、それ以上に摂っておきたいのが、グループ２。体内の代謝をスムーズに整えてくれるビタミンとミネラル、食物繊維の供給源となってくれます。抗酸化作

用などを持つフィトケミカルも含まれています。

野菜から根菜を除いているのは、レンコンやゴボウなどの根菜には糖質も多いから。野菜は基本的に葉野菜をメインにしてください。この他、海藻類やキノコ類も積極的に食べるようにしましょう。海藻類とキノコ類は乾物をストックしておくと、出番が増やせます。

果物もバナナやリンゴのように糖質が多いものは食べすぎないこと。果物は生で食べるのが大前提で、果物ジュースは糖質過多を招きやすく、危険な果糖も多いのでＮＧです。生の果物を自分で絞って作るジュースなら糖質過多は避けられますが、食物繊維などの栄養素が十分に摂れないという弱点があります。やはり果物は生で。

グループ3　オメガ3脂肪酸、中鎖脂肪酸

脂質の主要な成分である脂肪酸は健康維持になくてはならないもの。とくにオメガ3脂肪酸と中鎖脂肪酸は体内で合成できないため、食事から取り入れるべき必須脂肪酸。オメガ3脂肪酸はアマニ油やエゴマ油のα－リノレン酸、青魚に多いＥＰＡとＤＨＡです。

ピラミッドの中段――→たくさん食べないように注意するグループ

次はピラミッド中段にあるグループ4〜6。この3グループは摂ってもいいですが、食べすぎないように気をつけるべきものです。

グループ4　ナッツ類、オメガ9脂肪酸

ナッツ類にはビタミン、ミネラル、食物繊維が含まれています。お薦めは、アーモンドやクルミ。カシューナッツは糖質、マカダミアナッツは脂質が多すぎるので、食べすぎないようにしてください。ナッツは余計な塩分やオイルを使わない素焼きタイプを選んで。

オメガ9脂肪酸の代表格はオレイン酸。オレイン酸が多く含まれているのは、オリーブオイルとアーモンドオイルです。オメガ9脂肪酸は酸化に強いので、加熱調理にはサラダ油ではなくオリーブオイルを使うようにしましょう。

グループ5　イモ類、根菜類

ジャガイモ、サツマイモ、ヤマトイモ、里芋といったイモ類、レンコンやゴボウなどの根菜類には、糖質がでんぷんとして含まれています。少量を食べるくらいなら大騒ぎする必要はありませんが、肉じゃが、焼きイモ、とろろ、根菜のきんぴらなどで一度に大量に食べるのは避けてください。血糖値スパイクが心配です。

イモ類のなかではコンニャクイモやキクイモはほとんどが水分であり、糖質も体内では分解も吸収もされないタイプなので、多めに食べても平気です。

グループ6　牛乳・乳製品

牛乳、ヨーグルト、チーズなどの乳製品はたんぱく源。この他、カルシウム、マグネシウムなどのミネラルも含んでいます。それなのにグループ1に入れていないのは、牛乳・乳製品は摂りすぎると、アレルギーや過敏症状が出やすいからです。

日本人には、牛乳に下痢などを伴う乳糖不耐症を引き起こすケースが少なくありません。牛乳に含まれている糖質の一種である乳糖の分解酵素が生まれつき少なかったり、大人になって活性が低下したりすると乳糖不耐症を起こしやすいのです。

ピラミッドの頂点 ―→ なるべく避けるグループ

グループ7　穀物、オメガ6脂肪酸

ピラミッドの頂点は、できることなら食べてほしくない食べ物です。

穀物とは、米、パン、うどんやパスタなどの麺類など。主成分は糖質です。主食として、とにかく食べる量が多いので、血糖値スパイクが起こりやすいという欠点があります。食べるなら少量に留めて、白米よりも玄米や雑穀米、白い食パンよりも茶色い全粒粉パンなどの、より精製度が低く食物繊維を多く含むものを選んでください。

オメガ6脂肪酸の代表格は、リノール酸。リノール酸は、体内で合成できないため、食事から摂るべき必須脂肪酸の一つ。しかし、植物油、揚げ物、加工食品、インスタント食品、ファストフードなどから知らない間に食べすぎているので、必須脂肪酸だからといって意識して摂る必要がありません。

ピラミッドの外──→避けるグループ

グループ8　お菓子、清涼飲料水、砂糖

ピラミッドにあえて組み入れていないグループ8は、避けてほしいもの。お菓子、清涼飲料水、砂糖は、いずれも糖質過多による血糖値スパイクを起こしやすい食品だからです。

お菓子や清涼飲料水には、危険な異性化糖が含まれている恐れもあります。お菓子には同じく危険なトランス脂肪酸が入っていることがあります。

グループ8をどうしても摂りたくなったら、何かのご褒美としてごく少量をごくたまに口にするだけに留めておきましょう。

もっとも注目すべきビタミン、ビタミンD

ここからは新しい栄養学の各論に入りましょう。初めに取り上げるのはビタミンDです。健康のためにビタミンの摂取を意識している方は多いと思います。

私が講演会などで意識して摂っているビタミンを尋ねてみると、ビタミンB群やビタミンCといった声が多く聞かれます。

ビタミンB群もCも大事なビタミンですが、これからもっと摂ってもらいたいビタミンがあります。それはビタミンDです。

ビタミンDは、日本ではこれまであまり脚光を浴びてきませんでした。

しかし、世界的には数年前から、ビタミンのなかでもビタミンDはトップクラスの注目株になってきました。たとえば、サプリメント大国であるアメリカで現在、単品サプリとしていちばん売れているのは、ビタミンDなのです。

こうした世界的な潮流を反映して、5年ごとに改定される厚生労働省の「日本人の食事摂取基準（2020年版）」でも、これまでの目安量から大幅な増量が行われました。2015年版では18歳以上のビタミンDの1日の摂取目安量は男女とも5・5 μg（マイクログラム）でした。それが8・5 μgに引き上げられたのです。

アメリカとカナダの食事摂取基準では、ビタミンDの摂取推奨量は1日15 μgですから、1日8・5 μgでもまだ不十分な可能性もあります。

ビタミンDが脚光を浴びるようになった理由は、これまで知られていなかった多くの機能が明らかになってきたからです。

従来、ビタミンDは腸管でのカルシウムの吸収を助ける働きばかりにスポットが当たっていました。その後、体内のさまざまな細胞に、ビタミンDをキャッチする受容体があることがわかり、ホルモンのような働きを担っている事実がわかってきました。そればかりではありません。人生100年時代を生き抜くうえで克服しなければならない、がんなどの生活習慣病の背景にも、ビタミンDの不足があるとわかってきたのです。

がんとビタミンD不足

がん研究の第一人者である、多摩南部地域病院外科医長の古川健司先生が、病院の146人のがん患者の血中ビタミンD濃度（血清25－ヒドロキシビタミンD濃度）を測った結果、全体の90％以上にあたる132人の患者がビタミンD欠乏になっていました。

血中ビタミンD濃度の正常範囲は、30～100ng／mℓ。30ng／mℓ以上がビタミンD充足、20ng／mℓ以上30ng／mℓ未満がビタミンD不足、20ng／mℓ未満はビタミンD欠乏と診断されます。ところが、古川先生が調べたがん患者の血中ビタミンD濃度は平均で14・1ng／mℓであり、欠乏状態だったのです。

この他、国立がん研究センターが行った次のような研究があります。

この研究では、40〜69歳の日本人男女約3万4000人の血液を保存。10年以上の追跡調査を行いました。その結果、血中ビタミンD濃度で4つのグループに分けて比べると、もっとも低いグループが、がんに罹る危険度を1とした場合、血中ビタミンD濃度が上がると危険度は下がっていました。とくに2番目に濃度が高いグループでは、危険度は25％も抑えられていたのです。

なぜ、がんとビタミンD不足とが関わるのでしょうか。

いちばん大きな理由は免疫が正常に働くのにビタミンDが欠かせないため。免疫を担う細胞にはビタミンDの受容体があり、ビタミンDはがんと闘う免疫が正しく働くために不可欠なのです。この他、ビタミンDはがん細胞の増殖を抑えたり、がん細胞が血管を新たに作る作用を抑えたりして、がんの発症を抑制しています。

がん以外にもビタミンDの不足が関わる病気は、糖尿病、認知症、インフルエンザ、アレルギー、骨粗しょう症、脳卒中、心臓病と多岐にわたります。

ビタミンD摂取の重要性が世界的に叫ばれるのは、日本人を含めた現代人の大半では、ビタミンDが決定的に足りないからです。

ビタミンDが不足する理由

不足の第一の要因は、日光浴の習慣が失われたことにあります。

ビタミンDは、太陽の紫外線を浴びると、コレステロールを原料に皮膚で合成されます。ビタミンの定義は「体内で合成できない必須の栄養素」ですから、厳密にいうとビタミンDはビタミンではないのです。ビタミンDが発見された当時、体内で合成できることはまだ知られていませんでした。それでビタミンの仲間にされてしまったのです。

ほとんど裸で一日の大半を屋外ですごしていた原始人たちは、意識することなくビタミンDを合成できたでしょう。現代では、日焼けによるシミやシワといった肌の老化、紫外線による皮膚がんのリスクを避けるため、男女ともに日光浴を避けるようになり、それがビタミンDの不足を招いているのです。

「日本人の食事摂取基準（2020年版）」でも、「(178ページの基準に照らすと）ビタミンD欠乏／不足者の割合は、男性：72・5％、女性：88％にも達する」と報告されています。日本人の大半はビタミンDが足りないのです。

ビタミンDが不足しやすいもう一つの理由は、限られた食材にしか含まれていないから。成人男子のビタミンDの1日の摂取量は7・3㎍、同じく成人女子は6・7㎍。古い食事摂取基準はクリアしていますが、新しい摂取基準は下回っています。

ビタミンDの有効な供給源は、魚類。鮭、イワシ、サバ、内臓ごと食べる小魚などには、ビタミンDが含まれています。日本人はその昔は魚類の摂取量が総じて多かったのですが、現在では魚の摂取量は減っています。

魚類以外でビタミンDが多いのはキノコ。もっとも手軽なのは干しシイタケです。

生のシイタケより干しシイタケの方がビタミンDの含有量は多いのですが、それは日干しにしている間にビタミンDが合成されて増えるため。ただし、現在では効率を追求して日干しをせず、乾燥機で干している製品が多いため、すべての干しシイタケがビタミンDリッチとは限りません。確実なのは生のシイタケを買い求め、自分で干すことです。

ビタミンDの摂取を増やし、血中ビタミンD濃度を30ng／mℓ以上の充足状態にするには、1日40〜60㎍のビタミンDの摂取が求められます。これは新たに策定された日本人の摂取目安量の4倍以上に達していますが、これ以上摂ってはいけないという摂取耐容上限量は1日100㎍ですから、心配は無用です。

魚類やキノコが毎日のように食べられない場合は、サプリメントを利用するのもいいでしょう。ビタミンDのサプリは1粒25㎍入りが90粒入って、1000円程度で購入できます。1日1粒摂るとすると90日分。1日当たり10円ほどですから、安い買い物です。

骨太の人生のために増やすもの

足りない、足りないと言われ続けているのに、一向に摂取量が増えない栄養素があります。それがカルシウムです。

「日本人の食事摂取基準（2020年版）」によると、カルシウムの摂取推奨量は男性で1日700〜800㎎、女性で1日600〜650㎎。しかし日本の成人は男女ともに1日500㎎ほどしか摂れていません。

カルシウムが必要なのは、骨粗しょう症のリスクに備えるため。

骨粗しょう症とは、骨がスカスカになり、骨折しやすくなった状態です。

骨はコラーゲンというたんぱく質などから作られたフレームに、カルシウム、マグネシウム、リンなどのミネラルが硬く結合したもの。破骨細胞がこれらの成分を分解し、骨芽細胞が新たに骨を作り出す新陳代謝を行っています。こうしておよそ3年で骨はまったく新たに生まれ変わっています。

この骨の分解と合成のバランスが崩れて分解が進むと、骨からたんぱく質やカルシウムなどのミネラルが失われます。それで骨が弱くなって骨粗しょう症を招くのです。

女性は男性の数倍、骨粗しょう症になりやすいとされています。

女性ホルモンのエストロゲンには骨の合成を促し、分解を抑える作用があります。女性が45～55歳頃に閉経して女性ホルモンの助けが得られなくなると骨粗しょう症が増えてきます。女性は男性と比べて体格が小さく骨も細いので、合成と分解がアンバランスになると、骨粗しょう症になりやすいのです。

男性は女性よりも体格が大きく骨太で余裕があるため、加齢で骨が弱くなったとしても、骨粗しょう症になるまでに女性より時間がかかります。

高齢者が骨粗しょう症で骨折すると、寝たきりや要介護のリスクが高まります。ことに多いのは、転倒で太ももの骨が折れる「大腿骨近位部骨折」。年間およそ20万人の高齢者がこの部分を骨折しています。適切な治療を受けないと歩けなくなり、寝たきりや要介護となり、1年以内の死亡率は国内では10％前後とされます。

カルシウム不足で骨が弱体化するのは、骨がカルシウムの貯蔵庫としての働きを担っているからです。カルシウムの99％は骨と歯にあります。

カルシウムは筋肉や神経が正常に働くために不可欠ですから、血中の濃度は一定範囲内になるようにキープされています。食事からのカルシウムの摂取が減ると、血中のカルシウム濃度が保てなくなるので、貯蔵庫である骨からカルシウムが動員されるようになり、それが骨粗しょう症を招くのです。

カルシウムが多く含まれている食品の筆頭は牛乳・乳製品ですが、過敏症やアレルギーを示す人が多いため、万人に無条件で薦められるものではありません。

ホウレンソウや小松菜などの緑黄色野菜、高野豆腐、ひじきなどの植物性食品にもカルシウムは含まれていますが、牛乳・乳製品のような動物性食品のカルシウムよりも吸収率が低いという弱点があります。

そこで目を向けたいのは動物性食品で牛乳・乳製品並みにカルシウムを含んでいる魚介類。具体的には骨ごと食べるしらす、煮干し、干しエビなどです。

しらすは、青菜のおひたしや冷や奴のトッピングに最適。煮干しや干しエビはミルで粉末状にし、保存容器に入れて冷蔵庫に常備しましょう。味噌汁や副菜などにちょい足しすると、うま味がアップしてカルシウムも補えます。

牡蠣、レバー、牛肉……亜鉛の摂取を増やす

カルシウムと並んで増やしたいミネラルがあります。それは亜鉛です。

亜鉛の1日の摂取推奨量は、成人男性で10～11㎎、成人女性で8㎎。現状では、成人男性で9・3㎎、成人女性で7・6㎎しか摂れていません。亜鉛もまた日本人に足りないミネラルなのです。

お酒好きの人は、お酒を飲まない下戸の人よりも、亜鉛が足りなくなっている可能性が

ありますから気をつけてください。

お酒に含まれるアルコールは、肝臓で代謝されます。その代謝で働くアルコール脱水素酵素という酵素には亜鉛が不可欠。お酒を飲みすぎるとこの酵素が亜鉛を浪費してしまうので、亜鉛は足りなくなりやすいのです。


亜鉛は体内で多彩な働きをしています。大事なものを紹介しましょう。

第一に亜鉛は新陳代謝に不可欠。遺伝子を読み出すときに必要なのです。

亜鉛が不足すると遺伝子の読み出しが滞り、新陳代謝にブレーキがかかります。

真っ先に影響を受けるのは、味覚です。

舌には味蕾《みらい》という味を感じる細胞があります。この味蕾は人体でもっとも新陳代謝が速い細胞の一つ。10日ほどで入れ替わるとされています。亜鉛が欠乏すると味蕾の入れ替わりが滞るため、味覚オンチになりがち。味覚が乱れると薄味では満足できなくなり、カロリー、糖質、塩分の摂りすぎにつながる恐れがあります。

免疫にも亜鉛は関係します。外敵と闘うために免疫細胞が増殖する際にも、亜鉛のサポートが欠かせません。亜鉛は免疫細胞同士のコミュニケーションにも関わり、亜鉛が足りないと免疫細胞が元気に働けなくなり、免疫が不十分になることも考えられます。

ふたつ目に挙げたいのは、抗酸化作用との関わりです。

体内には、危険な酸化の害を防ぐために、抗酸化作用を持つ酵素が備わっています。亜鉛は人体で300種類ほどの酵素の成分となっており、抗酸化酵素にも亜鉛が不可欠。亜鉛が足りなくなると、抗酸化酵素の働きが悪くなってしまい、酸化の害を受けやすくなります。酸化は老化やがんなどの引き金です。

亜鉛を豊富に含む食品の代表格といえば、何といっても牡蠣。牡蠣1～2個で、不足分が補えるはずです。その他に亜鉛を多く含んでいる食品には、レバー、牛肉、パルメザンチーズ、ごまめ、煮干し、タラバガニなどがあります。これらの食品を食卓にのせる機会を増やすようにしてください。

カツオ節にも亜鉛は含まれています。出汁パックの花ガツオを冷や奴や和風サラダなどにパラパラと振りかけるだけでも、亜鉛の摂取量は増やせます。

ケトン体がカラダを内側から変える

糖質を適度に制限していると、カラダは新たな栄養素をエネルギー源として活用できるようになります。それが「ケトン体」です。

ケトン体は、体内のアミノ酸や脂肪酸から、肝臓で作られる物質。ケトン体は、血糖に変わって全身の細胞のエネルギーとなります。

すでに触れたように「脳は糖質しか使えない」というのは俗説であり、脳を構成している神経細胞はケトン体も盛んに栄養素として活用してくれます。ことに乳幼児は、ケトン体を積極的に使っています。母乳は、エネルギーのおよそ半分が脂質であり、この脂質から乳児の肝臓でケトン体が作られるためだと考えられます。

ケトン体を作り出す回路を、ケトン体回路と呼びます。

ケトン体回路は、誰のカラダにも備わっています。でも、糖質過多の生活を続けると、ケトン体回路がサビついてしまい、ケトン体をうまく使えなくなっています。

これも糖質を制限すると、肥満が解消しやすい理由の一つです。ケトン体回路がスムーズに回っていれば、余分な脂質から生じた脂肪酸がケトン体に変わってどんどん使われるため、痩せやすいのです。

緩やかな糖質制限では、ケトン体は出ません。

ケトン体回路を働かせるには、一歩進んで60％以上の糖質制限（1食30g以下、1日90g以下）が求められます。これは維持期の食事で、ちょっぴり厳しく糖質を制限すると達成できます。

ケトン体に関しては、栄養の専門家でもネガティブなイメージを持っている人もいます。その一因は「ケトアシドーシス」をきちんと理解していないからです。

ケトン体回路が回り始めると、体内のケトン体の濃度が上昇してきます。

ケトン体は、酸性の物質なので、ケトン体が増えると血液が酸性に傾いてきます。これを「アシドーシス」と呼び、ケトン体によるアシドーシスをケトアシドーシスといいます。

血液のpH（ペーハー）は弱アルカリ性に保たれています。これが酸性に傾くと意識の低下や吐き気などの症状が起こってきます。死に至るケースもあります。

そう聞くと怖くなりますが、このケトアシドーシスが起こるのは、進行した2型糖尿病や1型糖尿病のように、インスリンを出す能力が極端に落ちているときだけ。インスリンが出せる健康な人は、血液の pH を調整する仕組みが働いているので、ケトアシドーシスに陥る心配はありません。

その安全性を示すのが、ケトン体回路を回す食事療法が、医療の現場で活用されているという事実。それが「難治性てんかん」の子どもの治療食となっている「ケトン食」です。

てんかんは、脳が過剰に興奮する状態を発作的に繰り返す病気。その一因は、脳の神経細胞が血糖をうまく取り込めないことにあります。ケトン食では厳しい糖質制限でケトン体を増やして、血糖の代わりにケトン体を脳のエネルギー源とすることで、難治性のてんかんの治療に効果を上げています。

ケトン食は１９２０年代に開発された食事療法。ことに子どもに有効とされてきましたが、てんかんに効く薬が開発された結果、下火になりました。

その後、あるきっかけでケトン食は見直されます。てんかん薬が効かない自らの子どもを助けたいと考えた両親が、忘れられていたケトン食に改めて着目して、ケトン食で子どものてんかんを克服したのです。

その父親こそ、映画監督のジム・エイブラハムズ氏。彼は自らの体験を元に名優メリル・ストリープ主演のテレビ映画『誤診』を制作。これが話題となり、ケトン食は再び脚光を浴びるようになりました。

ケトン体には、がんに対する治療効果も期待されています。

改めてみると、ケトン体とは「ケトン基」を持つ化合物のこと。アセト酢酸、アセトン、β‐ヒドロキシ酪酸の総称です。

このうちβ‐ヒドロキシ酪酸には、活性酸素を無力化する抗酸化酵素の活性を引き上げる働きがあります。活性酸素による酸化は、発がんの誘因です。

動物実験ではケトン体ががん細胞を縮小させることもわかっており、現在ではヒトを対象としたケトン体のがん抑制作用の研究が進められているところです。前述の古川健司先生はビタミンDとケトン食を組み合わせたがん治療を提案されています。

「腸の時代」——腸内環境が健康を左右する

「21世紀は腸の時代」といわれています。腸内に棲んでいる腸内細菌が左右する腸内環境が、想像以上に私たちの健康にインパクトを与えているとわかってきたからです。

ヒトの腸内には約１０００種類以上、40兆個以上の腸内細菌が棲んでいます。これは産道を通って生まれてくるときに母親から受け継いだもの。帝王切開でも、その後の両親との接触で腸内細菌が受け継がれます。

ヒトの細胞は37兆個といわれています。お腹のなかにはそれに匹敵する細菌が棲んでいるのですから、健康に響かないわけがありません。

腸内細菌が棲んでいるのは、大腸。大腸の粘膜が分泌する粘液中に腸内細菌のコロニーが広がっています。これをお花畑にたとえて「腸内フローラ」と称します。

食べ物の消化吸収は小腸までで終わりますが、大腸には小腸までで消化吸収されなかった食べカスが流れ着きます。その食べカスを腸内細菌は分解してエネルギーを得ています。その際、乳酸、酪酸、ビタミンＫといった有益な物質を作り出します。

腸内にはさまざまなタイプの細菌が一緒に暮らしています。

かつては人体に有益な善玉菌、有害な悪玉菌、状況次第で善玉にも悪玉にもなる日和見《ひよりみ》菌の３グループがあるとされてきましたが、人によって何が善玉で悪玉になるかは個人差が大きいことがわかり、現在ではこうした分類はあまり行われていません。

これからの食事は、自分の細胞だけではなく、腸内細菌も喜ぶような内容にするべき。何をどう食べるかで腸内細菌の勢力図はがらりと変わるのです。

善玉として働く腸内細菌を増やすために、乳酸菌やビフィズス菌を含んだヨーグルトの摂取を勧める専門家もいます。このような製品、食品はプロバイオティクスと呼ばれています。

外から摂った乳酸菌やビフィズス菌のすべてが、生きたまま大腸まで届くわけではありません。生きたまま届いたとしても人体に居着くわけではありません。それでもこれらの菌を作っている物質が腸内細菌を活性化する働きは期待できます。

しかしながら、ヨーグルトなどの乳製品にアレルギーや過敏症を持っている人は少なくありません。

善玉として働く腸内細菌を元気にするなら、彼らのエサとなる食物繊維を含んだ食べ物を増やす方が有効。これはプレバイオティクスと呼ばれています。

食物繊維を改めて定義すると、ヒトの消化酵素では分解されず、直接吸収されない食品中の繊維質。食事摂取基準では成人男性で1日20～21g以上、成人女性で17～18g以上摂るように勧めていますが、摂取量は男女ともに1日15g前後に留まっています。

食物繊維には水に溶けやすい水溶性と、水に溶けにくい不溶性があります。

水溶性食物繊維は、体内での糖質の吸収をスローダウンさせて血糖値の上昇を緩やかにする働きが期待できます。水溶性食物繊維がとくに多くて低糖質なのは、エシャロット、青汁（ケール）、モロヘイヤ、納豆、ニンニクなどです。

不溶性食物繊維は、保水性があり、大腸内の水分を増やして便を柔らかくしたり、カサをましたりして排便をスムーズにすることが期待できます。不溶性食物繊維がとくに多くて低糖質なのは、キクラゲ、マイタケ、シイタケなどのキノコ類（いずれも乾物）、炒り大豆、きな粉などです。

あわせて腸内環境を悪化させない工夫も忘れないようにしてください。

第一に注意したいのは、医薬品。

なかでも抗生物質は腸内の病原菌だけではなく、有益な菌もやっつけてしまいます。胃炎や胃潰瘍に有効な胃酸を抑える薬（制酸剤、プロトンポンプ阻害薬）は腸内細菌のバランスにも悪い変化を与えることが知られています。

胃袋に潜むピロリ菌も気が抜けない存在。ピロリ菌は胃や十二指腸の炎症やがんの発生に関わっています。そしてピロリ菌が発生させるアンモニアは胃酸を中和し、腸内細菌のバランスを崩してしまう恐れがあります。ピロリ菌は健康保険で除菌することもできます。気になる人は、感染の有無を調べておきましょう。

最後に取り上げたいのは、除草剤と遺伝子組み換え（GE）作物。

除草剤とGE作物の増加は、がんなどの慢性疾患の増加と関連しているという見方があります。そして両者とも腸内細菌のバランスを崩してしまいます。できる限り、除草剤や遺伝子組み換えを用いない有機（オーガニック）農法の作物を選ぶようにしましょう。

食物繊維で免疫を適正化

ヒトの消化酵素では消化も吸収もされない食物繊維は、かつて栄養素の仲間に入れてもらえませんでした。その後、食物繊維に機能性があるとわかり、3大栄養素、ビタミン、ミネラルに次ぐ「第6の栄養素」としての地位を確立しています。

近年になって新たに話題になっているのは、食物繊維と免疫との関わりです。食物繊維が多い食事をすると、それをエサとする腸内細菌の活動が活発化。酪酸が作られるようになります。

酪酸とは、短鎖脂肪酸の一種。大腸の細胞のエネルギー源となる他、免疫を正常化する「制御性T細胞」を増やす働きがあるのです。

小腸や大腸などの腸管は、カラダの内と外を分ける境界線。腸管の内側はまだ外界で、外側が体内です。

そこで腸管には、外から余計なものが入り込まないように、多くの免疫細胞が集まっています。体内の免疫細胞のおよそ7割は腸管にいるのです。

免疫が適度に働くとカラダを異物から守ってくれますが、免疫が過度に働くと自らの細胞を攻撃するなどして炎症やアレルギーの発端となります。制御性T細胞とは、この過度な免疫応答にブレーキをかけてくれます。

戦後、クローン病や潰瘍性大腸炎といった炎症性腸疾患（IBD）の患者が増えています。クローン病は全身の腸管に慢性的な炎症が生じる病気であり、潰瘍性大腸炎は大腸に異常があって下痢や下血などが生じる病気。いずれも特定疾患の指定を受けており、日本では患者数が年々増えています。

こうした患者の腸内細菌を調べてみると、酪酸を作る腸内細菌が少なくなっていることがわかりました。

食物繊維を増やして、酪酸を作る腸内細菌を元気にしてあげると、制御性T細胞によって免疫が適正化し、炎症性腸疾患の予防につながると期待されます。

腸内環境を守るために、食物繊維と対照的に減らしたいのが、乳化剤。

乳化剤とは、水と油を均一にまぜるために用いられる食品添加物。プロセスチーズやアイスクリームなどに含まれています。

摂取した乳化剤が大腸にやってくると、腸管の内側を覆っている粘膜にダメージを与えてしまいます。そのプロセスには腸内細菌が関わっています。

粘膜にダメージが及ぶと炎症が起こりやすくなり、これも炎症性腸疾患の発症と関わっていると考えられます。マウスの実験では、乳化剤で粘膜が傷つけられると、肥満やメタボリックシンドロームにも罹りやすいという結果が得られました。

チーズを食べるなら乳化剤を含まないナチュラルチーズに。暑くてアイスクリームが食べたくなったら、乳化剤を含まないかき氷にしておきましょう。

この他、乳化剤はファストフードや加工食品に広く含まれています。大腸に何らかのトラブルを抱えている人は、念のためにファストフードや加工食品の摂取を控えるようにするといいでしょう。

食事と運動をセットで考える

本書は食事で健康を維持する方法を説くのが主眼ですが、最後に少しだけ運動の話をさせてください。食事と運動は一枚のコインの表と裏のようなものであり、切っても切れない関係にあるからです。

たとえば、運動には食後に上がった血糖値を緩やかに下げる働きがあります。糖質は運動の大切なエネルギー源ですから、血糖を取り込んで利用しようとするのです。筋肉に取り込まれて利用された結果、血糖値が下がり、血糖値スパイクが避けられます。

運動をすると、筋肉の表面に血糖を取り込む輸送体が奥から移動してきます。

血糖値を下げるのは運動の短期的な効果ですが、運動を習慣化すると長い目で見ても血糖値スパイクが避けられます。運動すると筋肉に血糖を取り込む輸送体の数が増えるとともに、インスリンの効き目も良くなることが知られています。

もう一つ栄養と運動の関わりを挙げましょう。それはカルシウムです。

カルシウムをいくら摂取しても、それだけでは骨を強くできません。カルシウムが骨に定着するには運動の刺激も要るからです。

運動の刺激が骨に加わると、マイクロクラックと呼ばれる微細なヒビが生じます。ヒビといっても健康にはまったく響かないレベルです。このヒビを修復するために、骨を合成する骨芽細胞が活性化し、カルシウムの取り込みが促されるようになります。

加えて運動の衝撃により、骨にはマイナスの電気が発生します。血液を流れているカルシウムはプラスに帯電していますから、運動するとカルシウムイオンが引き寄せられて骨に定着しやすいのです。

重力が働かない宇宙では究極の運動不足となり、骨粗しょう症患者の約10倍の速度でカルシウムなどの骨量が失われるそうです。それを避けるために宇宙飛行士たちは、1日2

時間程度のトレーニングで刺激を与える日課を欠かさないのです。

１日８０００歩、そのうち速歩を20分

「もしも運動をカプセル化できたら、どんな薬よりも効果的だろう」

そういう金言もありますが、運動を続けるのは難しいもの。日本で運動習慣がある成人は男性で３人に１人、女性で４人に１人に留まっています。運動習慣とは、１回30分以上の運動を週２回以上、１年以上継続することをいいます。

スポーツクラブに入って運動をするにはお金もかかります。そこでもっとも手軽に取り組みやすい運動としてお勧めしたいのは、ウオーキングです。

歩きやすい靴さえあれば、ウオーキングにそれ以外の特別な道具は不要です。家事や通勤のような日常生活のついでに行いやすいので、習慣化しやすいのもメリット。いつもよりも、ひと駅分余計に歩く意識を持ってください。

１日の歩数の平均値は男性で約７０００歩、女性で約６０００歩。これを８０００歩まで増やすことからスタートしてみましょう。歩数計を買わなくても、携帯電話やスマホに

表19　1年の1日平均の身体活動からわかる予防基準一覧

歩数	中強度の活動時間	予防できる病気
2000歩	0分	寝たきり
4000歩	5分	うつ病
5000歩	7.5分	要支援・要介護、認知症、心疾患、脳卒中
7000歩	15分	がん、動脈硬化、骨粗しょう症、骨折
7500歩	17.5分	筋減少症、体力の低下
8000歩	20分	高血圧、糖尿病、脂質異常症、メタボ(75歳以上)
9000歩	25分	高血圧(正常高値血圧)、高血糖
10000歩	30分	メタボリックシンドローム(75歳未満)
12000歩	40分	肥満
12000歩(うち中強度の活動が40分)以上の運動は、健康を害することも…		

東京都健康長寿医療センター研究所老化制御研究チーム副部長・運動科学研究室長の青柳幸利氏による「中之条研究」をもとに作成

は歩数を計測する機能があります。ウオーキング途中で、歩幅を広げて両腕を大きく振ってキビキビ歩く速歩を行うとより効果的です。

ウオーキングと速歩には、食後の血糖値を下げる効果が期待できます。骨にも刺激が加わりますから、カルシウムの定着率もアップするはず。ウオーキングと速歩では無駄な体脂肪も燃えてくれますから、減量効果もあります。

ウオーキングと速歩の健康効果を教えてくれたのは「中之条研究」です。

中之条研究とは、群馬県中之条町で65歳以上の5000人を対象として2000年から続けられている研究。その結果、表19のような効果が得られるとわかりました。

歩数が５０００歩で中程度の活動が７・５分だと、要支援・要介護、認知症、心疾患（心臓病）、脳卒中が予防できるようになります。中強度の活動は、何とか会話ができる程度の速歩でＯＫです。歩数が７０００歩で中強度の活動が15分だと、がん、動脈硬化、骨粗しょう症、骨折が予防できるようになります。歩数が８０００歩で中強度の活動が20分だと、高血圧、糖尿病、脂質異常症、75歳以上のメタボリックシンドロームの予防につながります。

この研究を踏まえると、１日８０００歩以上歩いて、そのうち20分は速歩で中強度の活動を行うと、多くの病気が予防できる可能性があります。20分の速歩というとハードルが高そうですが、まとめて20分ではなく、細切れでもＯＫ。５分×４回でも、10分×２回でもいいのです。１日８０００歩＋20分の速歩が定着してきたら、歩数と速歩の時間を少しずつ伸ばしてみてください。ただし、１万２０００歩＋40分の速歩以上の運動はやりすぎであり、健康を害する恐れがあるとされていますから、避けるようにしましょう。

糖質オフ＋ウオーキングを習慣にすると、生涯現役で人生１００年時代を元気にすごせる健康の土台が作られる。私はそう信じています。

あとがき

自分の人生を自分らしく生きたい、自分の人生は自分らしく終えたい——。

こう思わない方はいらっしゃらないのではないでしょうか。

日本は、現在、平均寿命、高齢者数、高齢化のスピードという点で、いずれも世界のトップを走っています。その高齢化とともに深刻化しているのが、がん、循環器疾患、糖尿病、認知症など、生活習慣病から生じるさまざまなカラダの疾患や精神的な障害です。

これらの障害によって、あなたの人生の晩年が不本意なものになってしまったらどうでしょう。それは本人だけでなく、あなたの家族、周囲、そして社会全体をも苦しみのスパイラルに巻き込んでしまうことを意味しています。

私たちのカラダは「食」でできています。この、当たり前のことであるにもかかわらず、ふだん私たちの意識から遠ざかっていることについて、いま、あらためて意識していただきたく、私は本書の執筆を決意いたしました。

繰り返しますが、日々の基本は食事です。

食の内容や嗜好、そして生活習慣を変えていくことは、年齢を重ねれば重ねるほど容易なものではありません。しかし、食を変えることでカラダが変わる、人生が変わることを本書を通じて少しでも感じていただければ、著者としてこれほど嬉しいことはありません。

今日、あなたが食べたものは、あなたの未来に確実につながっています。

身体的に不自由がないだけでなく、精神的にも、そして社会的存在としても自分らしくあり続けること――。「食べる」ということは、そこに直結しています。

本書でそれをどこまでお伝えできたか自信はありませんが、私はこれからも、皆様に健康で豊かな人生を歩んでいただくためのサポートをし続けていきたいと思っています。

２０２０年3月

管理栄養士　麻生れいみ

取材・構成／井上健二
企画協力／名和裕寿・原あかり（株式会社ＳＤＭ）

麻生れいみ（あそうれいみ）

管理栄養士。大手企業の特定保健指導・栄養相談を務めるかたわら、病院の臨床研究において栄養療法を監修。医療と予防医学、栄養学を深く結びつける役割を担うべく、料理研究を行う。ダイエット指導においては、自らもやせた経験を基に、これまで6000人以上に指導。その他、飲食店メニュー開発、調理指導、フードコーディネート、講演等、活動は多岐にわたる。日本栄養食糧学会会員、日本抗加齢医学会会員、食育栄養インストラクター。著書に、『免疫栄養ケトン食でがんに勝つレシピ』『ボケないレシピ』（以上、光文社）、『麻生れいみ式ロカボダイエット』（ワニブックス）などがある。

管《かん》理《り》栄《えい》養《よう》士《し》が伝《つた》える　長《なが》生《い》き食《しょく》事《じ》術《じゅつ》
人《じん》生《せい》100年《ねん》時《じ》代《だい》の「新《しん》・栄《えい》養《よう》学《がく》」入《にゅう》門《もん》

2020年4月30日初版1刷発行

著　者 ── 麻生れいみ
発行者 ── 田邉浩司
装　幀 ── アラン・チャン
印刷所 ── 萩原印刷
製本所 ── 榎本製本
発行所 ── 株式会社光文社
東京都文京区音羽1-16-6(〒112-8011)
https://www.kobunsha.com/
電　話 ── 編集部03(5395)8289　書籍販売部03(5395)8116
業務部03(5395)8125
メール ── sinsyo@kobunsha.com

R＜日本複製権センター委託出版物＞
本書の無断複写複製（コピー）は著作権法上での例外を除き禁じられています。本書をコピーされる場合は、そのつど事前に、日本複製権センター（☎03-3401-2382、e-mail : jrrc_info@jrrc.or.jp）の許諾を得てください。

本書の電子化は私的使用に限り、著作権法上認められています。ただし代行業者等の第三者による電子データ化及び電子書籍化は、いかなる場合も認められておりません。

落丁本・乱丁本は業務部へご連絡くだされば、お取替えいたします。
© Reimi Aso 2020 Printed in Japan　ISBN 978-4-334-04471-8

光文社新書

1058
ぼくが見つけたいじめを克服する方法
日本の空気、体質を変える
岩田健太郎
自らもいじめられっ子だったという著者が、数々の経験の末に導き出した克服法とは。ダイヤモンド・プリンセス号の告発で注目の感染症医による、同調圧力を打ち破るための一冊。
978-4-334-04474-9

1059
ホークス3軍はなぜ成功したのか？
才能を見抜き、開花させる育成力
喜瀬雅則
千賀滉大、甲斐拓也、牧原大成、石川柊太、周東佑京、大竹耕太郎――なぜホークスだけが3軍制で大成功を収めたのか？　多くの選手・関係者への取材を元に解き明かす。
978-4-334-04470-1

1060
管理栄養士が伝える長生き食事術
人生100年時代の「新・栄養学」入門
麻生れいみ
「食」を変えればカラダと人生が変わる――。明日の健康を手に入れる、未来の病気のリスクを減らすための「日常生活で何をどう食べるか」。シーン別の食事マネジメント術も公開。
978-4-334-04471-8

1061
深宇宙ニュートリノの発見
宇宙の巨大なエンジンからの使者
吉田滋
南極点の氷河に突き刺さった「宇宙からの使者」とは？　日本の物理学分野の最高峰・仁科記念賞を受賞した著者による、「高エネルギーニュートリノ」の発見をめぐるスリリングな物語。
978-4-334-04472-5

1062
データ・リテラシー
フェイクニュース時代を生き抜く
マーティン・ファクラー
虚偽に流され情報の蛸壺に陥らない方法をNYタイムズ元記者が指南。V字回復した同社にメディア再興の道も探る。日本の新聞は権力を離れて調査報道に注力し、紙信仰を捨てよ！
978-4-334-04473-2